日系经典·超声入门书系

超声设备使用入门

BASIC OF ULTRASOUND DIAGNOSTIC SYSTEM
AND TECHNOLOGY

中文翻译版·第3版修订版

著　　者　〔日〕甲子乃人

总 主 译　杨天斗　《中国超声医学杂志》编辑部　主任

总 译 审　张缙熙　北京协和医院超声科　主任医师　教授

主　　译　朱　强　北京同仁医院超声科　主任医师　教授

U0209947

科学出版社
北京

图字：01-2017-8708

内 容 简 介

本书是《超声入门书系》系列书中的一册。《超声入门书系》由日本Vector Core出版公司出版，多年来在日本超声医学界始终畅销，深受超声诊断入门读者和初级临床医师的喜爱。《超声设备使用入门》讲述了超声物理基础和设备的使用。全书共11章，涵盖了超声仪器的物理特性、原理和方法、探头、仪器的调节、伪像、多普勒超声、谐波成像、图像处理、测量原理、图像存储设备和使用安全等内容，书中还配有大量简明易懂的示意图。本书篇幅短小精悍，描述准确、规范，文字简练易懂，非常适合初学者学习和掌握，是初学者必备的参考书。

CHOUONPA NO KISO TO SOUCHI SANTEIBAN © NOBUTO KOUSHI 2006
Originally published in Japan in 2006 by VECTOR CORE Inc.
Chinese (Simplified Character only) translation rights arranged with VECTOR CORE Inc. through TOHAN CORPORATION, TOKYO.

图书在版编目（CIP）数据

超声设备使用入门：原书第3版修订版/（日）甲子乃人著；朱强主译.
-- 北京：科学出版社，2018.6
（日系经典·超声入门书系）
ISBN 978-7-03-057584-5

Ⅰ.①超…　Ⅱ.①甲…②朱…　Ⅲ.①超声波诊断机—使用方法
Ⅳ.① R445.1

中国版本图书馆 CIP 数据核字 (2018) 第 111420 号

责任编辑：郭　威　高玉婷 / 责任校对：张怡君
责任印制：赵　博 / 封面设计：龙　岩

科 学 出 版 社 出版
北京东黄城根北街16号
邮政编码：100717
http://www.sciencep.com

北京九天鸿程印刷有限责任公司 印刷
科学出版社发行　各地新华书店经销

*

2018年6月第 一 版　开本：787×1092　1/32
2024年3月第六次印刷　印张：6 1/2
字数：144 000

定价：32.00 元
（如有印装质量问题，我社负责调换）

在我国，超声检查结果已成为各级医院临床科室在疾病诊断时不可缺少的重要依据。即使在农村，超声检查也已普及到了县、乡、镇基层医院，甚至卫生所或相应的保健单位。因此，每年都会有大量医学院校毕业生开始从事这项工作，再加上往年已步入超声工作的初级医务人员，其数量是相当可观的。为适应不断发展的超声工作需求，这些初级超声医师都在不停地学习，并在临床实践中不断积累经验。在校学习和在工作中学习的方法有较大差异。前者多偏重于系统知识的学习，与临床工作结合不紧密；后者需要在掌握初级知识后，结合具体病例进行分析。许多刚上岗的初级超声医师，在检查中经常会遇到一些疑难问题而感到困惑，此时非常希望有本实用且携带方便的超声检查入门指导书，可以随时翻阅，以解决困惑。因此，我们把近20年来在日本一直畅销的一套入门必备参考书（共6本）全部译出，希望本套书的出版可以帮助初级超声医师度过入门阶段。

本丛书的译者，均是从事超声工作多年并在相关领域有着丰富经验的专家。他们在繁忙的临床、社会工作之余，克服了种种困难，在保证译文质量的前提下，按时完成了各自承担的任务，借此表示衷心感谢。

由于水平有限，译文难免存在不妥之处，敬请同仁指教。

《中国超声医学杂志》编辑部　主任

杨天斗

第三版前言

本书初版就配有精确的插图和详细的解释，此次修订又采用双色印刷，重新对插图和解释进行了必要的修改。

在坐标图中，对表示时间或距离的轴等容易错读的部分都做了调整。在计算公式中尽可能地写明单位，以方便理解。

此外，本版所用术语均以日本超声医学会制订的医学超声用语第3版为准，必要时还加注了相应的英语。

由于技术和仪器的快速发展，尽管仪器中有很多功能一时难以掌握，但在本次改版时还是尽量保留了这些功能基本原理的知识以供参考。

初版至今虽已有10年，但仍能使读者在理解和掌握超声诊断仪基本原理方面获益，笔者的确实感荣幸。

甲子乃人

修订版前言

　　自本书初版以来，超声诊断仪功能不断更新，应用领域更加广泛。借本次改版之际，增加了腹部多普勒检查中能量模式和超声造影等新技术，并将超声诊断仪器的基本原理及技术合成一册，以方便读者。

　　目前超声诊断仪的应用范围在明显扩大，本书的读者也在迅速增多。如果此书能加深读者对超声仪器的理解，并能对日常的超声诊断工作有所帮助，笔者将非常高兴。

甲子乃人

　　超声诊断仪连接探头，探头接触人体并可了解人体内部结构，就像是看得见的听诊器。它广泛应用于妇产科和消化系统等领域的筛查和诊断，是临床不可缺少的一种检查方法。

　　超声诊断是利用超声反射形成切面图像的一种检查方法，无放射性，可以重复检查。与其他影像学检查不同的是，它能进行动态实时观察，并可获得不同方位、方向及角度的图像。

　　超声诊断仪在切面检查的基础上，增添多普勒检查，便具有了彩色多普勒成像功能，因此，仪器也就越来越复杂了。

　　制造商为了使这些功能的操作更加简便，总是在不断改进设备，但由于操作功能与仪器工作原理关系密切，因此，改进设备的同时也必然会增加操作与理解上的难度。

　　本书针对上述情况，从超声仪器的基本物理特性入手，根据其工作原理、信号处理和存储等要点进行了详细讲解，并附有作业习题。

　　本书因叙述简明，在某些章节难免会出现不够详尽的地方，此时可通过索引，查找相关部分作为参考，以加深理解。

　　最后，借本书出版之际，对成书给予帮助的日本超声医学研究会远田荣一会长及各位理事谨致谢意。

甲子乃人

目录

全书图像中各种箭头的种类含义说明

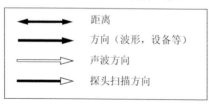

第1章

物理特性

1
Chapter

一、超声在临床诊断中的应用

1. 超声

（1）人耳可听到的频率范围为20～20 000 Hz。

（2）高于此频率称为超声（ultrasound），低于此频率称为次声（infrasonic）。

（3）超声一般定义为不能为人耳听到的声音。

2. 超声在临床诊断中的应用

（1）超声以人体作为介质进行传播。

（2）功率控制在一定范围以内，对人体无损伤。

（3）高频超声声束具有指向性。

（4）人体不同的组织有不同的声学特性，在不同的组织界面会产生反射回声（echo）。

（5）通常，超声诊断仪的超声频率为3.5～5 MHz，根据检查部位和用途不同可选择1～15 MHz。皮肤等特殊部位可用20～30 MHz。

3. 超声诊断特点

（1）无放射性、无创性、重复性好。

（2）可实时观察切面图像。

（3）仪器体积小，移动方便，价廉。

（4）可利用多普勒法检查血流。

二、波

1. 波（wave）

（1）波分为横波（transverse wave）和纵波（longitudinal wave）。

① 横波：波的传播方向与振源的振动方向互相垂直。

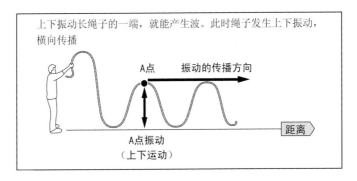

② 纵波：波的传播方向与振源的振动方向相一致，也称为疏密波。

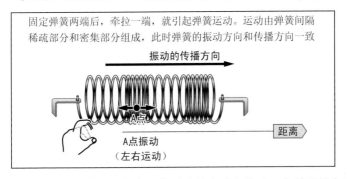

（2）纵波或横波，都不是传递波的介质在移动，介质只是在原位进行振动。振动依次形成波，是波在传播。

（3）波传播的速度称为波速（propagation velocity）。

（4）横波又称为剪切波（shear wave）。

2. 声波

（1）声波为纵波。

（2）铃的振动引起周围空气振动，振动形成波并不断地向前传播。

（3）空气的振动方向与传播方向一致。

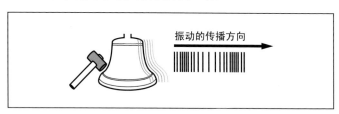

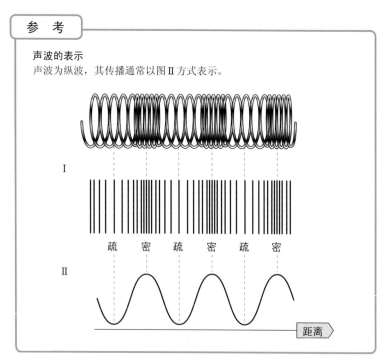

参　考

声波的表示

声波为纵波，其传播通常以图Ⅱ方式表示。

三、波的周期

波的周期（period）

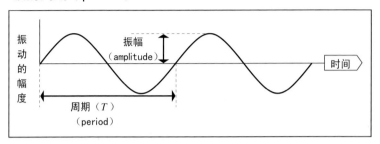

（1）图中横轴表示时间,纵轴表示振动幅度。设周期$T=100\,\text{ms}$,每重复1次；1s重复的次数为10次,即 $1\text{s}/100\text{ms}=10$次。

（2）频率（frequency）＝1s振动的次数

$$F=\frac{1}{T}\ \text{Hz}$$

F：频率
T：周期

举例

$T=1\text{ms}$时,频率F为

$$F=\frac{1}{1\text{ms}}=1000\ \text{Hz}=1\ \text{kHz}$$

参　考

1 ms＝1/1000 s＝1×10^{-3} s
1 μs＝1/1 000 000 s＝1×10^{-6} s
1 kHz＝1000 Hz＝1×10^{3} Hz
1 MHz＝1 000 000 Hz＝1×10^{6} Hz

参 考

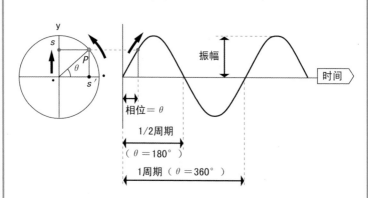

I   II s的轨迹

（1）图 I 所示，点P在圆周上进行匀速运动，它在y轴上的投影点则为s，s点在y轴上以o为中心进行往返运动（单一振动）。 角θ也随时间变化。 θ随时间的变化的速度称为角速度（ω），角速度也称为角频率。

$$\text{角速度（}\omega\text{）}= 2\pi(\text{rad/s}) \qquad F=\frac{1}{T}=\text{振动次数}$$

$$180°= \pi (\text{rad})$$

（2）图 II 所示，随时间变化的s运动轨迹。

· 如果P点在圆周上旋转1周， s点沿其运动的轨迹便回到原先的位置，这称为1个周期（此时相位 $\theta =360°$）。

· 圆的半径为A，与x轴形成的角度为θ_0，经过时间t后s为

$$s=A\sin （\omega t+\theta_0）$$

（在上图初始值$y=0$时，$\theta_0=0$）

若 P点在x轴的投影点为s'，则有

$$s'=A\cos （\omega t+\theta_0）$$

· 这种形式的波称为正弦波。

四、波的种类

波的种类

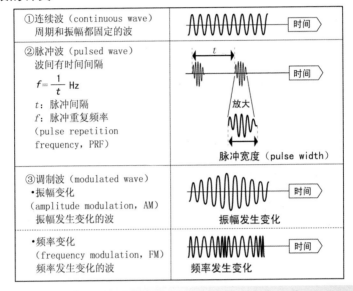

①连续波（continuous wave） 周期和振幅都固定的波	
②脉冲波（pulsed wave） 波间有时间间隔 $f = \dfrac{1}{t}$ Hz t：脉冲间隔 f：脉冲重复频率 （pulse repetition frequency，PRF）	
③调制波（modulated wave） ·振幅变化 （amplitude modulation，AM） 振幅发生变化的波	
·频率变化 （frequency modulation，FM） 频率发生变化的波	

举例

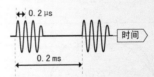

由上图脉冲波所示，可知脉冲频率和脉冲重复频率。

脉冲频率F为

$$F = \frac{1}{0.2 \, \mu s} = \frac{1}{0.2 \times 10^{-6} \, s}$$

$$= 5 \times 10^6 \, Hz = 5 \, MHz$$

脉冲重复频率f为

$$f = \frac{1}{0.2 \, ms} = \frac{1}{0.2 \times 10^{-3} \, s}$$

$$= 5 \times 10^3 \, Hz = 5 \, kHz$$

参 考

波的叠加

（1）波有各种各样的形状，是由不同频率和振幅叠加而成的。

（2）周期规则一致，频率相互为整倍数的波叠加到频率为F_0的正弦波（基波，fundamental wave）上，则有

$$F' = F_0 + \frac{1}{4}(2F_0) + \frac{1}{16}(3F_0)$$

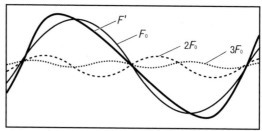

叠加后的波形类似锯齿状（锯齿波）

（3）周期规则一致，频率相互为奇倍数的波叠加到频率为F_0的正弦波上，则有

$$F'' = F_0 + \frac{1}{4}(3F_0) + \frac{1}{16}(5F_0)$$

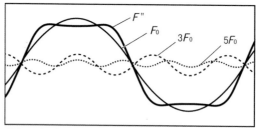

叠加后的波形类似方形（方形波）

（上述公式中，$\frac{1}{4}(2F_0)$代表$\frac{1}{4}$振幅的2次谐波）

五、波长和声速

1. 声速（sound speed）引起的波长变化

（1）即使在不同声速的介质中传播的声波，其频率（1s内振动次数）也是恒定的。

（2）应注意，下图的横轴代表距离，不代表时间。

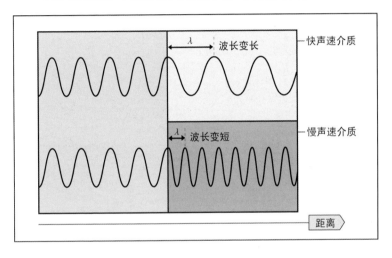

2. 波长（wave length）

介质传播正弦波时，波长、声速和频率的关系是

$$\lambda = \frac{c}{F}$$

λ：波长
c：1s内声波传播距离（声速）
F：频率（每秒振动的次数）

总之，

（1）介质固有的声速和频率决定波长。

（2）频率为1s内振动次数，除了多普勒效应外不发生变化。

举例

介质A的声速 $c_A = 1500$ m/s

介质B的声速 $c_B = 1000$ m/s

频率 $F = 5.0$ MHz

·介质A中的波长为

$$\lambda_A = \frac{1500}{5.0 \times 10^6} = 300 \times 10^{-6} (\text{m}) = 0.3 (\text{mm})$$

·介质B中的波长为

$$\lambda_B = \frac{1000}{5.0 \times 10^6} = 200 \times 10^{-6} (\text{m}) = 0.2 (\text{mm})$$

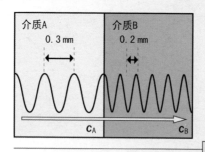

3. 声波周期和声速小结

（1）周期示意图中的横轴代表时间。

（2）因此，波峰与波峰之间（1个周期）以时间为单位。

（3）相对而言，波的速度表示声波在介质中传播的快慢。

（4）声速示意图中的横轴代表声波在介质中的传播距离，在快声速的介质中传播时，由于声波传播快，波长变长（图中波峰与波峰之间），以长度为单位。

（5）频率是每秒中声波振动次数，即使在介质中的声速不同（除多普勒效应外），频率也不发生变化。

（6）应注意周期和波长是容易被混淆的概念。

参 考

在介质中声速与波长的关系

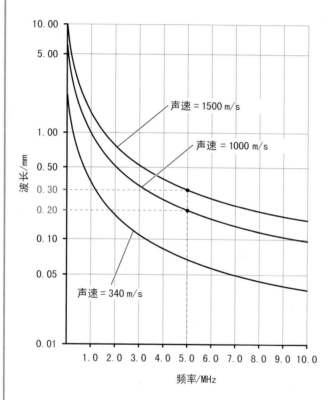

在声速为1500 m/s的介质中，频率为5 MHz的超声波波长为0.3mm。

六、反射

反射（reflectiom）

（1）声波在不同声阻抗（也称为特征性声阻抗：acoustic characteristic impedance）的界面上产生反射。

声阻抗为

$$Z = \rho \times c$$

Z：声阻抗

c：介质固有的声速

ρ：介质的密度

（2）声波入射至声阻抗不同的两种介质的界面时，反射强度R_i和穿透强度T_i为（垂直入射界面时）

$$\text{反射强度 } R_i = \left(\frac{Z_2 - Z_1}{Z_2 + Z_1} \right)^2 \qquad (\text{I})$$

$$\text{穿透强度 } T_i = 1 - R_i = \frac{4 Z_2 Z_1}{(Z_2 + Z_1)^2} \qquad (\text{II})$$

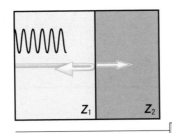

$$Z_1 = \rho_1 \times c_1$$
$$Z_2 = \rho_2 \times c_2$$

距离

（3）声压反射率为

$$\text{声压反射率 } R_p = \frac{Z_2 - Z_1}{Z_2 + Z_1} \qquad (\text{III})$$

（4）公式（Ⅰ）为声波垂直入射界面时的反射强度，如下列情况时应为

$$反射强度 \quad R_i = \left(\frac{Z_2 \cos\theta_1 - Z_1 \cos\theta_2}{Z_2 \cos\theta_1 + Z_1 \cos\theta_2} \right)^2 \qquad (Ⅳ)$$

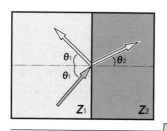

$\theta_1 =$ 入射角（incident angle）

　　 $=$ 反射角（reflection angle）

$\theta_2 =$ 折射角（refraction angle）

参　考

公式（Ⅲ）中 $Z_1 > Z_2$ 时，成负数，这表示反射波的相位反转。

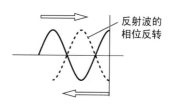

反射波的相位反转

举例

试求下图水中物质A、物质B的声波反射强度$R_{i(A)}$、$R_{i(B)}$。

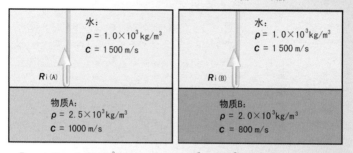

$Z_{水} = \rho \times c = 1.0 \times 10^3 \times 1500 = 1.5 \times 10^6 \, \text{kg/(m}^2 \cdot \text{s)}$

$Z_A = \rho \times c = 2.5 \times 10^3 \times 1000 = 2.5 \times 10^6 \, \text{kg/(m}^2 \cdot \text{s)}$

$Z_B = \rho \times c = 2.0 \times 10^3 \times 800 = 1.6 \times 10^6 \, \text{kg/(m}^2 \cdot \text{s)}$

$$R_{i(A)} = \left(\frac{Z_A - Z_{水}}{Z_A + Z_{水}} \right)^2 = \left(\frac{2.5 - 1.5}{2.5 + 1.5} \right)^2 = \left(\frac{1}{4} \right)^2$$

$$R_{i(B)} = \left(\frac{Z_B - Z_{水}}{Z_B + Z_{水}} \right)^2 = \left(\frac{1.6 - 1.5}{1.6 + 1.5} \right)^2 = \left(\frac{0.1}{3.1} \right)^2$$

参 考

人体组织主要的物理特性

(1) 人体组织的声速、声衰减、声阻抗值。

	声速/ (m/s)	1MHz的衰减系数/ (dB/cm)	声阻抗×10^6/ [kg/(m^2·s)]
空气	340	12	0.0004
血液	1570	0.2	1.62
脑	1540	0.2	1.60
脂肪	1450	0.8	1.35
软组织（平均值）	1540	1.0	—
肾脏	1560	0.9	1.62
颅骨	4080	13	7.80
水	1480	0.002	1.52

(引自：P.N.T.Wells著，Ultrasounics in Clinical Diagnosis)

(2) 这些数值在不同的文献中略有差异，仅供参考。

(3) 表中空气（肠管内气体等）和骨骼，与其他软组织比较，声阻抗差异大，在此界面上声波几乎被全部反射。

(4) 声速c为

$$c = \sqrt{k/\rho}$$

k：体积弹性率
ρ：密度

背向散射（back scattering）

(1) 以上所述的反射是在非常平整的界面上发生的反射，称为正反射。

(2) 实际上在人体内，组织细胞不均匀，其大小是比波长更小的混合体，此时，声波将产生反射和散射（瑞利散射，Rayleigh scattering）。这种入射声波和反向声波称为背向散射。

斑点噪声（speckle pattern）

(1) 像人体组织细胞一样，如果它的大小是比波长更小的反射体混合，将产生反射波和散射波相互干扰，这样，便形成白色点状反射回声。

(2) 此点状回声信号并不是与组织1对1对应的，这种情况称为斑点噪声。

(3) 点状回声信号虽然不与组织1对1对应，但是这些回声斑点的大小与探头频率和声束宽度大体上按比例变化。

七、折射

折射（refraction）

（1）射入不同声速介质之间界面的声波会发生折射。入射角与折射角的关系如下：

$$\frac{\sin\theta_1}{c_1} = \frac{\sin\theta_2}{c_2} \quad （斯涅耳定律，Snell's low）$$

（2）与反射不同，折射只与介质的声速有关，与密度无关。

举例

当 $c_1 = 1500\text{m/s}$，$c_2 = 870\text{m/s}$时，若 $\theta_1 = 60°$，则折射角为

$$\sin\theta_2 = \frac{c_2}{c_1} \times \sin60°$$

$$= \frac{870}{1500} \times \frac{\sqrt{3}}{2}$$

$$\approx \frac{1}{2}$$

$$\theta_2 \approx 30°$$

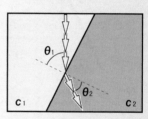

参　考

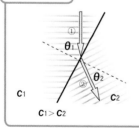

（1）如左图所示就容易理解折射方向。

（2）在入射声速较慢的介质中，因声速变慢，如②所示 $\theta_2 < \theta_1$。

（3）反之，若 $c_1 < c_2$，声速变快，则 $\theta_2 > \theta_1$。

参　考

三角函数的求解方法

直角三角形不同边长的关系如右图所示。

平方根为

$$\sqrt{2} \approx 1.414$$

$$\sqrt{3} \approx 1.732$$

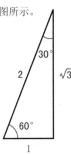

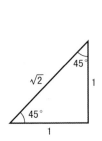

当sin60°时

$$\sin 60° = \frac{②}{①} = \frac{\sqrt{3}}{2}$$

当cos45°时

$$\cos 45° = \frac{②}{①} = \frac{1}{\sqrt{2}}$$

三角函数表示的数值

$\sin 0° = 0$

$\sin 30° = 0.5$

$\sin 45° = \dfrac{1}{\sqrt{2}} \approx 0.707$

$\sin 60° = \dfrac{\sqrt{3}}{2} \approx 0.866$

$\sin 90° = 1$

$\cos 0° = 1$

$\cos 30° = \dfrac{\sqrt{3}}{2} \approx 0.866$

$\cos 45° = \dfrac{1}{\sqrt{2}} \approx 0.707$

$\cos 60° = \dfrac{1}{2} = 0.5$

$\cos 90° = 0$

八、衰减

衰减（attenuation）

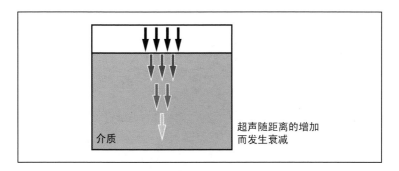

超声随距离的增加
而发生衰减

介质

（1）在介质中传播的超声逐渐衰减。

（2）衰减是指由吸收、散射、反射，造成声强逐渐减弱的现象。

（3）就超声诊断仪的频率而言，衰减与距离和频率有密切关系。

（4）人体软组织的衰减系数（衰减常数，attenuation constant）约为1 dB/（cm•MHz）。也就是说，距离越远，频率越高，衰减越强。

举例

如下图，衰减系数为0.7 dB/（cm•MHz）的介质、3.5 MHz的频率，衰减为0.7 dB/（cm•MHz）×0.4 cm×3.5 MHz＝0.98 dB。

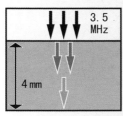

3.5 MHz

4 mm

衰减系数
0.7 dB/（cm•MHz）

参 考

频率依赖性衰减（frequency-dependent attenuation，FDA）

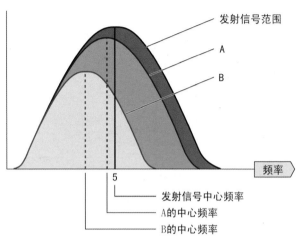

A：从近距离反射的回声信号
B：从远距离反射的回声信号

（1）超声衰减不仅与距离有关，也与频率有关［衰减的单位为dB/（cm·MHz）］。

（2）以某频率为中心，含有各种频率的声波在人体中传播时，高频衰减多，因此从远场反射的信号中高频成分少。

（3）超声远场低频波相对较多，高频较少，因此反射回声的中心频率（center frequency）减少。

（4）包括发射频率在内的所有频率，除其自身的多普勒效应外，不发生其他变化，始终是中心频率在发生变化。

九、声场

声场

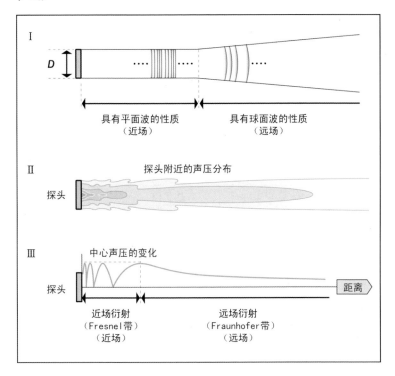

（1）声波传播的场合称为声场。

（2）假设发射探头的平面为无限大，其声波将以平面波的形式传播，但从有限面积的平面探头发射超声，声波将如图 I 方式传播。

（3）在探头附近，发射的声波相互干扰着前进。在此区域，可认为声波近似以平面波（plane wave）的形式传播。

（4）设探头直径为 D，从 $\frac{D^2}{4\lambda}$ 较远距离发射，声波将以明显的球面波（spherical wave）形式扩散传播。

参　考

简易绘图法

声束形状如下图。

Ⅰ 圆形平面探头的绘图法

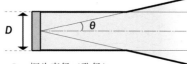

① 从孔径两端画平行线
② 自孔径中央按 θ 角大小画线
③ 角度线向外侧延伸

D：探头直径（孔径）

θ：指向角（directivity angle）

λ：波长

$$\sin\theta = \frac{1.22\,\lambda}{D}$$

$F = 3.5\text{MHz}$
$D = 20\text{mm}$
$\theta = 15°$

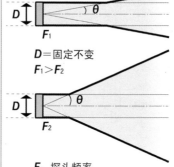

$F =$固定不变
$D_1 > D_2$

$D =$固定不变
$F_1 > F_2$

F：探头频率

频率F固定不变时（＝波长 λ 不变），孔径D越大，声束越不易扩散

直径D固定不变时，频率越高（＝波长 λ 短），声束越不易扩散

Ⅱ 凹面探头的绘图法

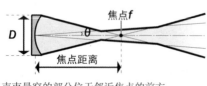

焦点f

① 从一侧端经过焦点画线
② 从中央以 θ 角画线
③ 向外侧延伸

焦点距离

声束最窄的部分位于邻近焦点的前方

十、声束断面图

1. 声束断面图（acoustic beam profile）

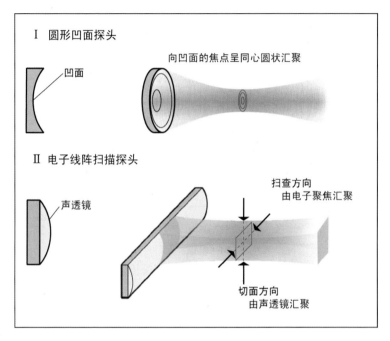

（1）上述的声束形状均以断面来表示，但实际上声束是立体的。

（2）圆形凹面探头或环阵探头的声束呈同心圆状汇聚。

（3）电子线阵探头的声束在扫描方向由电子聚焦，在断面方向由声透镜进行汇聚。

（4）凸阵探头或电子扇形扫描探头的声束与电子线阵探头相同。

（5）探头发射-接收信号面积的大小称为声孔径（acoustic aperture）。

2. 声透镜（acoustic lens）

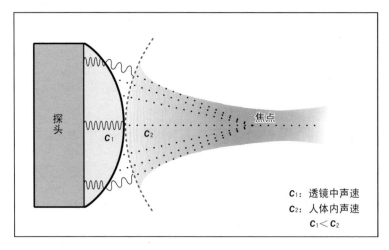

c_1：透镜中声速
c_2：人体内声速
$c_1 < c_2$

（1）将声速慢于人体内声速的透镜材料贴附在探头前面。

（2）透镜材料为声速约1000 m/s的硅酮等。

（3）因$c_1 < c_2$，透镜中心部较厚，所以传播延缓，而周边部较薄，声波（束）在人体内形成了凹形，因此声束向焦点聚集。

（4）焦点距离由透镜的曲率决定，为常数。

参　考

声透镜引起的声束折射表示如下

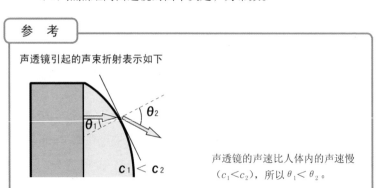

声透镜的声速比人体内的声速慢（$c_1 < c_2$），所以$\theta_1 < \theta_2$。

十一、轴向（纵向）分辨力

轴向（纵向）分辨力（axial resolution）

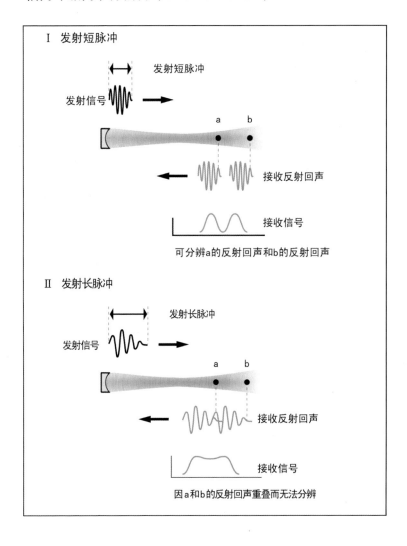

（1）分辨声束传播方向上的两个回声反射源最小距离的能力称为轴向分辨力。

（2）轴向分辨力 $\triangle x$ 由脉冲宽度决定

$$\triangle x = \frac{n\lambda}{2}$$

n：扫描线数
λ：波长
$n\lambda$：脉冲宽度

（3）提高轴向分辨力的因素为

- 扫描线数不变时，需缩短波长（提高频率）。
- 波长不变时，需减少扫描线数。

举例

普通探头的扫描线数 $n=4\sim5$，5.0 MHz 的探头，$\lambda \approx 0.3$ mm。

如果 $n=5$，则 $\triangle x \approx 0.75$ mm。

$$\triangle x = \frac{n\lambda}{2} \approx \frac{5 \times 0.3\text{mm}}{2} \approx 0.75\text{mm}$$

十二、横向分辨力

横向分辨力（lateral resolution）

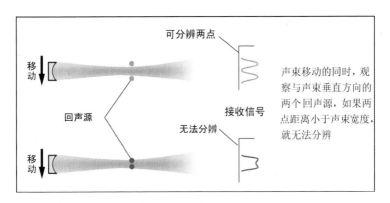

声束移动的同时，观察与声束垂直方向的两个回声源，如果两点距离小于声束宽度，就无法分辨

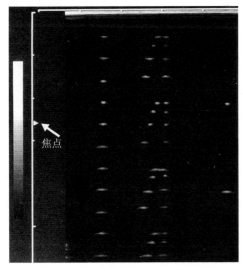

水中电线的声像图
在水中2mm、3mm、4mm、5mm处横放细电线进行扫查。在焦点附近横向分辨力最高。

（1）分辨与声束垂直方向上两个回声反射源最小距离的能力称为横向分辨力。

（2）横向分辨力由声束宽度决定，为1/2声束宽度（d）。

（3）如上页图所示，声束宽度在不同深度，横向分辨力也随之不同。

（4）焦点处声束宽度d由指向角决定，所以在圆形探头，焦点处的横向分辨力Δy取决于

$$\Delta y = \frac{d}{2} \approx \frac{1.22\,\lambda}{D} \times x$$

λ：波长
x：距离
D：探头孔径

（5）探头的孔径越大，而且波长越短（声速不变的介质中频率越高），焦点处的横向分辨力越高。

（6）使用电子扫描探头，应考虑扫描方向和断面方向的分辨力。

举例

5.0 MHz探头，$\lambda \approx 0.3$ mm，如果$x=50$ mm，$D=10$ mm，则

$$\Delta y = \frac{d}{2} \approx \frac{1.22 \times 0.3 \text{ mm}}{10 \text{ mm}} \times 50 \text{ mm} \approx 1.8 \text{ mm}$$

十三、频带宽度

频带宽度（frequency bandwidth）

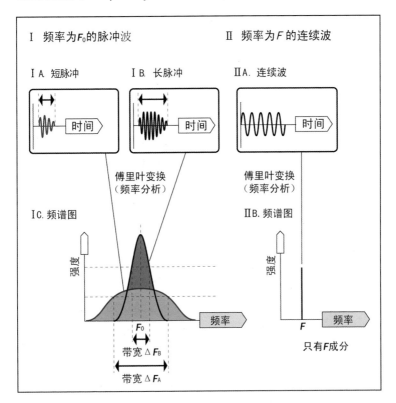

（1）波形由不同的基础频率组合而成（参照第8页）。进行频率分析（frequency analysis）表示波形由哪些频率组成的图像为频谱图。

（2）频谱图的横轴代表频率，纵轴代表强度。

（3）图ⅠA短脉冲波形和图ⅠB长脉冲波形的频谱图在图ⅠC中的表现。

（4）各频率最大强度$1/\sqrt{2}$处的频率范围为频带宽度。

（5）图 I A短脉冲波形不只含有中心频率F_0，而且也含有其他频率成分，故带宽ΔF_A较宽。

（6）图 I B长脉冲波形含有中心频率附近较多的频率成分，故带宽ΔF_B较窄。

（7）图 II A连续波只有固定的频率，所以频谱图（图 II B）中也只有这一频率，为一条纵线。

（8）如果图 I B脉冲更长，带宽就更窄，其频谱图就越像连续波的频谱图。

（9）如此，用Q系数（Q factor）来表示频率分布状态（中心频率附近的频率成分较多，且范围更广）。公式如下：

$$Q = \frac{F_0}{\Delta F}$$

（10）将$1/Q$称为带宽分数（fractional bandwidth）。

举例

短脉冲信号的轴向分辨力高，适合于切面检查；而且，如右图 I 所示，因带宽较宽，所以使用频率依赖性衰减的回声滤波等方法能明显提高图像质量。

长脉冲信号的轴向分辨力低，不适合断面检查；但是，如右图 II 所示，因带宽窄，只要是相同的发射功率，中心频率周围的频率成分就多，所以均能被检出为同一个基础频率，适合多普勒检查。

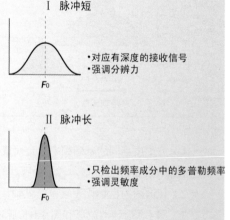

I 脉冲短

·对应有深度的接收信号
·强调分辨力

F_0

II 脉冲长

·只检出频率成分中的多普勒频率
·强调灵敏度

F_0

第2章

原理和方法

2
Chapter

一、超声诊断仪的构造

超声诊断仪的基本构造

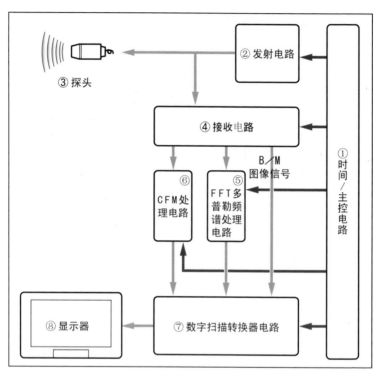

如图所示为常用的电子扫描式超声诊断仪的基本构成。无多普勒功能的仪器，除⑤和⑥两部分外均相同

① 时间/主控电路

控制超声诊断仪的发射超声和接收回声信号的时间。通常B型超声进行"发射-接收"的频率约为4 kHz。

② 发射电路

各阵元激励定时，依次用脉冲电压激励各阵元（"振源"）。

③ 探头（探头）

其前端排列有许多阵元，通过脉冲电压的激励，向人体发射超声波，并接收从人体返回的回声。

④ 接收电路

分别计算每个阵元所有的接收信号（回声），对其进行聚焦控制、滤波处理、放大增益、STC等的调节。

⑤ FFT多普勒频谱处理电路

分析接收信号的频率，传送至数字扫描转换器电路。

⑥ CFM处理电路

同FFT多普勒频谱处理电路，分析信号频率，并传送到数字扫描转换器电路。

⑦ 数字扫描转换器电路

将上述④接收电路、⑤FFT多普勒频谱处理电路、⑥CFM处理电路所处理的信号保存到存储器，转换成TV信号，并进行多级聚焦、冻结、伽马校正等图像处理。

⑧ 显示器

显示数字扫描转换器电路所形成的图像。

二、脉冲反射法的基本原理

脉冲反射法的基本原理

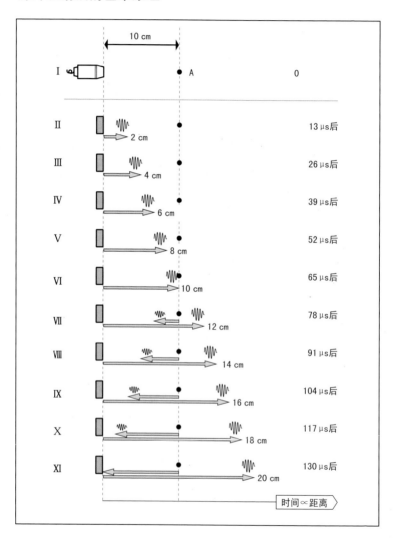

（1）假设人体中的声速为1530 m/s，声波前进1 cm所需时间

$$\frac{1cm}{1530m/s} \approx 6.5 \mu s$$

（2）假如探头/阵元至反射体A的距离为10cm，声波到达A所需时间

$$10 \times 6.5 \mu s = 65 \mu s \quad （图中 \text{Ⅵ}）$$

（3）反射体A所产生的回声返回到达阵元所需时间

$$65 \mu s \times 2 = 130 \mu s （图中 \text{Ⅺ}）$$

（4）检查20 cm深度的部位，从发射声波到接收回声所需（$20 \times 6.5 \mu s$）$\times 2 = 260 \mu s$，即发射声波后须等待260 μs。

（5）发射声波至人体，并立即接收回声信号，其间接收了不同深度的回声，如持续260 μs，则可以接收到声束方向、深至20 cm部位的回声信号。如测定出接收回声的时间，就能判断出此回声信号的深度。

（6）据此，每次发射超声波最多或最长的间隔为260 μs，故1 s期间发射超声波次数为

$$\frac{1s}{260 \mu s} = \frac{1s}{260 \times 10^{-6} s} \approx 3800 （次）。$$

（7）普通超声诊断仪一般能够探测到20～25 cm的深度，如同上述1 s期间，"发射-接收"超声信号3800～4000次（以发射重复频率表示，则为3～4 kHz）。

（8）超声诊断仪中，设定人体内的声速为1530 m/s。

三、A型模式

A型模式（A-mode）

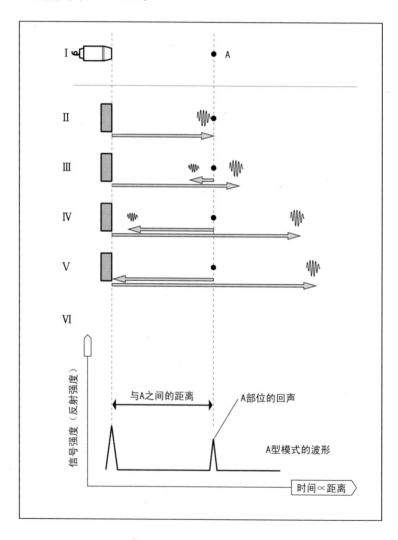

与A之间的距离

A部位的回声

A型模式的波形

信号强度（反射强度）

时间∝距离

对人体反复发射声波、接收不同深度的回声，发射到接收信号的时间随深度而延长，并以坐标图来表示回声强度（振幅，amplitude），故称A型模式。

①A型模式通常横轴代表时间（＝深度），纵轴代表回声强度（图中Ⅵ）。

②A型模式只能反映回声的深度和强度。

③A型模式的"A"即为amplitude的第一个字母。

参　考

A型模式超声仪——实例

　　最初的仪器需把探头放在头部一侧，计算出第三脑室回声的距离和头部对侧回声的距离，从而观察判断第三脑室是否位于脑部中央。

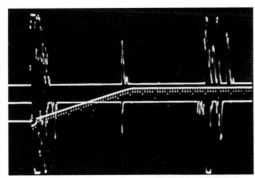

A型模式超声图
左、右两侧紊乱的波形为两侧头部回声。中央脉冲状波形为第三脑室回声。

四、B型模式

B型模式（B-mode）

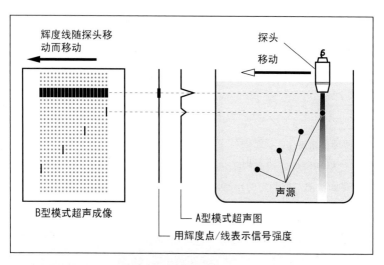

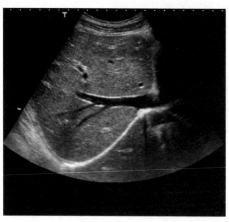

B型模式超声成像——实例
血管壁或横膈等回声较强，因而呈现白色，血液等显示黑色

A型模式超声显示时间（＝深度）和回声强度，B型模式超声则以下面的方式形成声像图。

（1）与A型模式超声一样，接收不同深度的回声。

（2）在声像图中，用辉度（brightness）变化表示回声强度变化，只有产生回声的部位（深度）才有辉度点。

（3）发射-接收1次信号，辉度点连成一线，即辉度线（扫描线）。

（4）1次发射-接收信号后，略微移动探头的位置，再次进行发射-接收信号，重复相同过程，随着探头移动，相应形成新的辉度线。

（5）如此反复，回声源的位置和形态就在声像图中得到显示。

（6）B型模式超声成像中的"B"来自brightness的第一个字母。

五、M型模式

M型模式（M-mode）

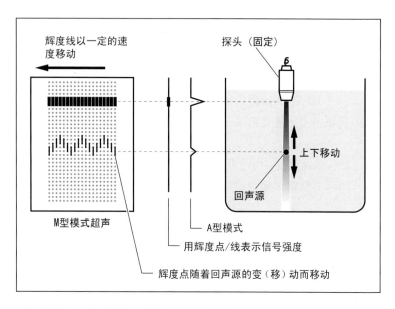

辉度线以一定的速度移动

探头（固定）

上下移动

回声源

M型模式超声

A型模式

用辉度点/线表示信号强度

辉度点随着回声源的变（移）动而移动

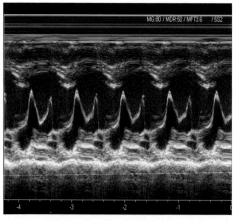

MG 80 / MDR 50 / MFT 3.6   / 5S2

M型模式超声——实例
显示心脏瓣膜等的活动类型

M型模式超声以下列方式形成图像。灰阶变化等与B型模式超声基本相同。

（1）与A型模式相同，接收不同深度的回声信号。

（2）在图像中，用辉度变化表示回声强度变化。

（3）与B型模式不同，1次发射-接收超声信号后，无须移动探头，而是在同一部位重复进行发射-接收信号。图像中的辉度线位置略微横向移动，从而形成图像。

（4）如此反复，对于静止回声源回声，在图像中以相同深度的横向直线来表示。而运动（motion）的回声源信号，因其深度出现变化，在图像中显示在对应的不同位置深度，从而观察运动物体的时间变化及变化类型。

（5）M型模式超声中的"M"来自于motion的第一个字母。

六、B型模式扫查方式

1. 超声束的扫查方式（scanner）

超声束的扫查方式有以下3种。

（1）电子扫查方式。

在探头前端阵元排列成短栅栏状，用电子开关控制阵元的激励，以定向的波束合成法（beam forming）形成超声束进行扫查的方式。其应用最为广泛。

- 电子线阵扫查探头
- 电子扇形扫查探头
- 电子凸阵扫查探头

（2）机械扫查方式。

探头前端只安装单个振子(单晶体)，用电机驱动，探头的位置和角度靠编码器(探测装置)来判断，使探头的移动和在图像中的移动相一致。目前主要应用于特殊领域的检查。

- 机械式线阵扫查探头
- 机械式扇形扫查探头
- 机械式弧形扫查探头
- 机械式环形扫查探头

（3）手动扫查方式。

探头前端安装有单振子，徒手经体表进行扫查（compound scan），探头的位置和角度也靠编码器(探测装置)来判断，使得探头及其在图像中的移动相互一致。目前已经弃用。

- 接触复合扫查探头

主要的扫查种类

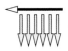

线阵扫查	扇形扫查	相控阵扇形扫查	弧形扫查	环形扫查
(linear scan)	(sector scan)	(offset sector scan)	(arc scan)	(radial scan)
声束呈直线状扫查	声束呈扇形扫查	声束也呈扇形扫查，但图像两侧中央均匀一致（凸阵扫查）	声束呈弧形扫查	声束成360°旋转扫查

2. 各扫查方式的主要用途

各扫查方式，根据其特征，可应用在不同的领域。

（1）电子线阵扫查。

乳腺、甲状腺检查　◎ 近距离(近场)视野宽广。

术中超声　　　　　○ 制作较小，适合手术入径的探头。

（2）电子扇形扫查。

循环系统检查　　　◎ 探头形状适合于肋间扫查。

腹部常规检查　　　○ 探头形状适合于肋间扫查、肝脏近膈肌部分易显示。

（3）电子凸阵扫查。

腹部常规检查　　　◎ 深部（远场）视野宽广。
　　　　　　　　　　适用于扫查时加压。

（4）机械式线阵扫查（水浴法）。

乳腺、甲状腺检查　○ 扫查视野增大。

（5）机械式弧形扫查（水浴法）。

乳腺、甲状腺扫查　○ 扫查视野增大。
　　　　　　　　　　声束垂直进入体表。

（6）机械式扇形扫查。

    浅表器官检查　　　　○ 探头结构简单，易制作成高频探头。

    循环系统检查　　　　○ 同上，价格较廉。

（7）机械式环形扫查。

    经食管、消化道检查　◎ 在腔内获得360°的视野。

    经直肠前列腺检查　　○ 同上。

七、机械扫查方式

1. 机械式扇形扫查仪（mechanical sector scanner）

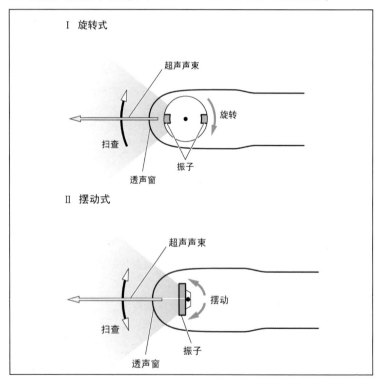

（1）由电机驱动探头前端的振子，使其旋转或摆动，进行扇形扫查。

（2）快速扫查能获取每秒20～30幅的实时图像。

（3）安装在探头前端的振子，有单振子探头、环阵探头（参照第79页）等种类。

（4）单振子探头的焦点深度是固定的，而环阵探头能进行电子聚焦。

（5）机械式扇形扫查探头主要应用于需要高频的浅表或腔内等近距离检查。这类型扫查探头因为多采用高频性能材料，较容易制作，且体积小，视野广。

（6）与电子扫查相比，机械扫查方式还有设备结构简单，制作成本低的特征。

2. 机械式线阵扫查仪/弧形扫查仪（mechanical linear scanner/ arc scanner）

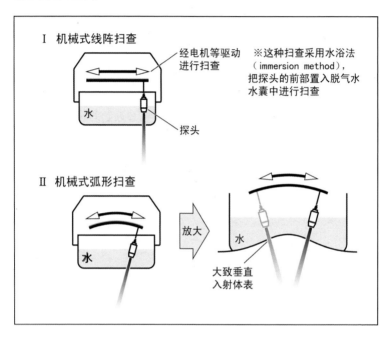

（1）电机驱动探头前端的振子(晶体)，采用水浴法（immersion method），探头缓慢地进行直线或弧形扫查。

（2）低速（往返2~4s）的扫查无法进行实时成像。

（3）两者均可用于乳腺和甲状腺等浅表器官的宽视野扫查。特别是弧形扫查的声束垂直入射体表。因为设备体积较大，且无法获取实时图像，现已不再使用。

（4）探头前端安装的振子(晶体)，有单振子探头、环阵探头等类型。

3. 机械式环形扫查仪（mechanical radial scanner）

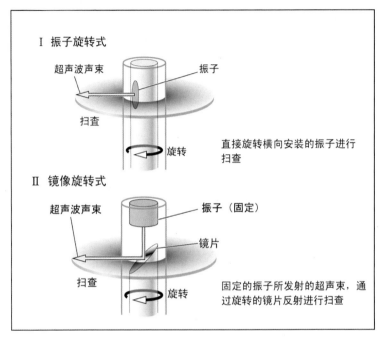

Ⅰ 振子旋转式

超声波声束　　　振子

扫查

旋转

直接旋转横向安装的振子进行扫查

Ⅱ 镜像旋转式

超声波声束　　　振子（固定）

镜片

扫查

旋转

固定的振子所发射的超声束，通过旋转的镜片反射进行扫查

（1）电机驱动安装在前端的振子旋转，进行圆形扫查。

（2）能以较快的速度（10～20幅/s）进行扫查，获取实时图像。

（3）应用于经食管、经直肠、经尿道等的腔内扫查。正在研发置入胆管、胰管等管腔及插入血管腔内的微小型导管式探头。

（4）在结构上，除电机驱动振子360°旋转，还有固定振子经旋转镜面使发射声束同时旋转的方式。

八、电子线阵扫查

电子线阵扫查（electronic linear scan）

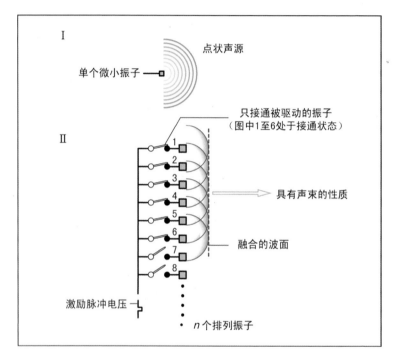

（1）电子线阵扫查探头（linear array probe）一般由64～256个振子组成阵列，较多的是128个振子。

（2）如与波长比，单个振子孔径不够大，超声会以球面波发射（图中Ⅰ），但如许多个振子同时激励脉冲电压，其声波将融合而形成声束（图中Ⅱ）。

（3）如同时激励6个振子（图中Ⅱ），各振子的波前密切融合（Huygens波动原理），面积达6倍（相对单振子），从而形成声束。

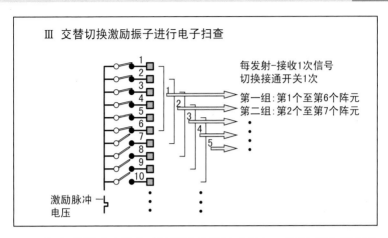

Ⅲ 交替切换激励振子进行电子扫查

每发射-接收1次信号
切换接通开关1次

第一组：第1个至第6个阵元
第二组：第2个至第7个阵元

激励脉冲电压

（4）按顺序略微变动被激励的阵元（群），发射-接收超声形成线阵扫查。阵元激励切换由电子开关控制（图Ⅲ）。

扫查中声束的宽度 $D \approx m$（同时被激励的阵元数）× d（阵元间距）。

（5）假设，阵元总数 $n=128$ 时，同时激励振子数 $m=6$，只能获得 $128/6=21$ 条声束。因此，激励第 1～6 振子后，再激励第 2～7 振子，每次变动 1 个阵元，则获得 $n-m+1$ 条声束。

举例

1个振子（阵元）

d

振子（阵元）数	$n=128$
同时激励振子（阵元）数	$m=8$
阵元间距	$d=1.2\text{mm}$
每次变动1个振子（阵元）	
孔径	$D \approx 8 \times 1.2\text{mm} = 9.6\text{mm}$
声束宽度	$N=128-8+1=121$（条）
图像宽度	$L=(N-1) \times d$
	$=(121-1) \times 1.2\text{mm} = 144\text{mm}$
扫查线间隔	$P=d=1.2\text{mm}$

九、电子聚焦（发射信号）

电子聚焦（electronic focusing）

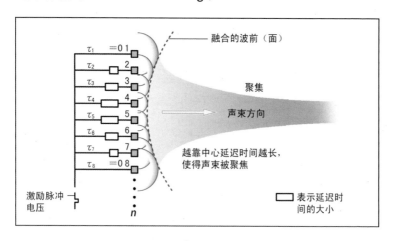

（1）电子线阵扫查时，同时激励多个振子形成超声声束，但应用延迟电路，延迟激励脉冲电压，进行电子式聚焦。

（2）同时驱动振子数 $m = 8$，如 $\tau_1 = \tau_8$，$\tau_2 = \tau_7$，…，并且 $\tau_1 < \tau_2 < \cdots < \tau_4$，越靠中心延迟时间将越长，从而形成凹面的波前（面），声束向聚焦点会聚。

（3）根据改变各延迟时间的差，可以任意调节焦距的深度。

参 考

延迟电路

将较长的微细电线卷成线圈状，使其具有延迟传导电信号的功能，能延迟数十至数百微秒。传导过程中用开关可以调整延迟时间。

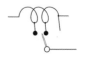

十、多点聚焦（发射信号）

多点聚焦（multi focusing）

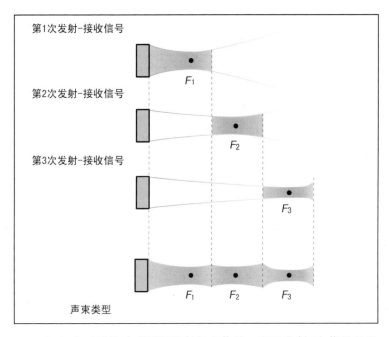

（1）由于是脉冲式瞬间发射超声信号，所以发射1次信号只形成1个聚焦点。

（2）因此，多次同向发射超声信号，每次调整超声束聚焦点的深度，依次将接收信号储存在存储器内，提取处理位于聚焦点的声束较细部分，最终形成发射-接收超声束多点聚焦的图像。

（3）缺点是在同向进行n次"发射-接收"信号，1s内的"发射-接收"信号次数将会受限（$\leq 1/n$ 次）。

十一、电子聚焦（接收信号）

1. 电子聚焦（electronic focusing）

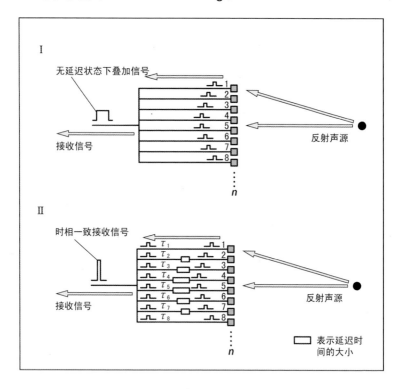

（1）反射声源的信号从聚焦点处到达振子4和5的时间要早于到达1和8，因而会造成接收信号时相的差异（图中Ⅰ）。

（2）因此，与发射信号时相同，在振子接收信号后使用延迟电路，使其时相相一致（图中Ⅱ）。

2. 动态聚焦（dynamic focusing）

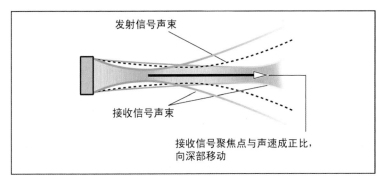

（1）由于发射时是瞬间脉冲式超声信号，所以发射1次信号只形成一个聚焦点，但接收时，不同深度（焦点）的反射信号依次在不同时间被接收。

（2）发射信号到达反射声源的时间，与后者深度成正比，对接收（反射）信号逐个调节延迟时间，即使聚焦点加深，也能使接收信号的时相变得一致（聚焦处理接收信号）。

3. 可变孔径技术（variable aperture technique）

（1）接收近距离信号时，接收信号的振子数减少，仅中央部分的振子接收信号，其孔径较小（宽度较窄），近距离的声束则变细。

（2）接收远距离信号时，越远距离需要越多的振子，发射–接收信号的振子（数）孔径越大（宽度增大）聚焦越强烈。

十二、相控阵扇形扫查（凸阵探头进行扫查）

相控阵扇形扫查（offset sector scan）

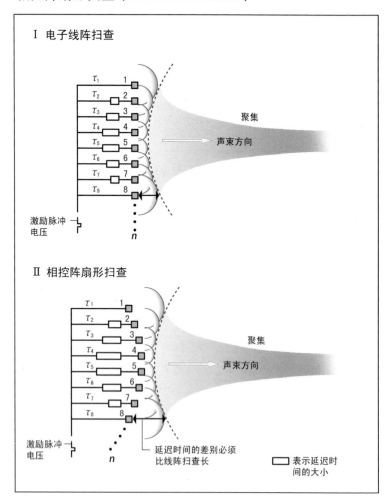

（1）电子凸阵扫查探头（凸阵探头，convex array probe）成像原理与电子线阵扫查探头的相同。

（2）与电子线阵扫查探头振子直线状排列不同，电子凸阵扫查探头的振子呈凸状排列。

（3）多数探头采用128个振子。

（4）扫查也与电子线阵扫查探头相同，依次打开电子开关驱动振子（群）进行扫查，同时发射和接收超声声束。

（5）与电子线阵扫查不同，由于振子呈凸状排列，电子聚焦时须增加相邻振子延迟时间的差别。

十三、电子扇形扫查

电子扇形扫查（electronic sector scan）

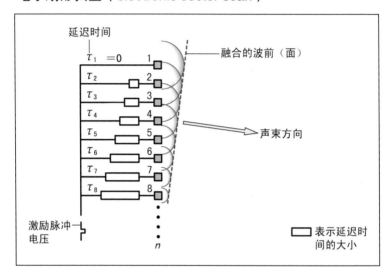

（1）电子扇形扫查探头采用48～128个振子，其中以64个为多。

（2）电子线阵扫查1次驱动128个振子中的部分振子（群），然后按时、按序驱动略微变动的振子（群），而电子扇形扫描通常是所有的振子同时进行发射和接收信号。

（3）第1至n的振子设定相应的 τ_1 至 τ_n 的延迟时间，振子间的延迟具有微弱的时间差，从而形成倾斜的波前（面），使得发射声束带有一定的角度。

（4）不同振子间的延迟时间差越大，声束倾斜角就越大。如果延迟时间大小与图所示相反，从第n至1的方向逐渐变大，声束就指向相反的方向。一般的电子扇形扫查能形成 ±45° 的视角。

> **参　考**
>
> $\tau_1 < \tau_2 < \tau_3 < \cdots < \tau_n$，声束以角度 θ 倾斜时，第 i 个振子的延迟时间 τ_i 可通过下列公式求得
>
> $$\tau_i = \frac{(i-1) \times \boldsymbol{d} \times \sin\boldsymbol{\theta}}{\boldsymbol{c}} \qquad \begin{aligned} &\boldsymbol{d}：阵元间距 \\ &\boldsymbol{c}：声速 \end{aligned}$$

举例

振子数 $n = 64$，阵元间距 $d = 0.5\,mm$，声束倾斜角为 $45°$，第64个振子的延迟时间 τ_{64} 为

$$
\begin{aligned}
\tau_{64} &= \frac{(64-1) \times 0.5\ mm \times \sin 45°}{1\ 530\ m/s} \\
&= \frac{31.5\ mm \times 0.71}{1.53 \times 10^6\ mm} = 14.6 \times 10^{-6}\ s \\
&= 14.6\ \mu s
\end{aligned}
$$

这是上述64个振子的扇形探头取得90°（±45°）视角所需的最大延迟时间。

十四、扫查线和时间

1. 扫查线和时间

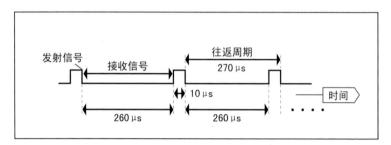

（1）超声诊断仪通过时间/主控电路产生时间同步信号。如果脉冲重复频率（PRF）约为3.7 kHz，重复周期则约为270 μs。

$$\frac{1}{3700\ Hz} \approx 270\ μs$$

（2）超声在人体内往返1 cm需要约13 μs（6.5 μs/cm×2）（参照第35页），故每条扫描线（参照第39页）的反射（回声）深度（探测深度）约达21 cm。

$$\frac{270\ μs}{13\ μs/cm} \approx 21\ cm$$

参　考

扫查线数目与探测深度的关系

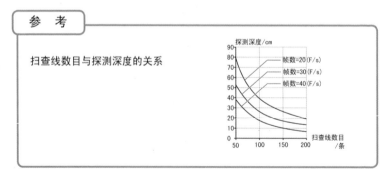

（3）实际上，从接收信号到发射下一个信号，需要一定的切换时间，如果把它定为10μs，探测深度约为

$$\frac{270\,\mu s - 10\,\mu s}{13\,\mu s/cm} \approx 20\ cm$$

2. 扫查（切面图像）与超声帧频（acoustic frame rate）

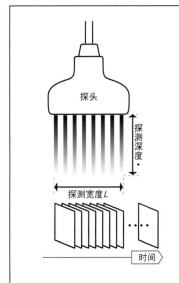

探头

探测深度

探测宽度L

时间

• 如果切面图像由N条扫查线组成，形成一幅图像所需要的时间T为

$$T = N \times \frac{2D}{c}$$

c：声速（1530m/s）

N：扫查线数目（条）

D：探测深度（cm）

（假设仪器等待时间为0）

• 1s内形成的声像图数量（帧频数）R为

$$R = \frac{1}{T}$$

• 总结得出　探测宽度L

$$R \times D \times N = \frac{c}{2}$$

• 总之，帧频数R、探测深度D、扫查线数N相互关联，并受声速的制约。

举例

　　假设扫查线数N=121条，探测深度D=20 cm，形成一幅声像图所需的时间T为

$$T = N \times \frac{2D}{c} = 121 \times \frac{2 \times 20\ cm}{153 \times 10^3\ cm/s} \approx 31.6\ ms$$

1s内形成的帧频数R为

$$R = \frac{1}{T} = \frac{1s}{31.6\ ms} \approx 31.6\ 幅$$

十五、分时扫查

分时扫查（time division）

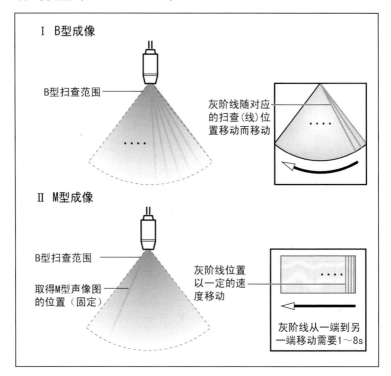

Ⅰ B型成像

B型扫查范围

灰阶线随对应的扫查（线）位置移动而移动

Ⅱ M型成像

B型扫查范围

取得M型声像图的位置（固定）

灰阶线位置以一定的速度移动

灰阶线从一端到另一端移动需要1～8s

（1）大部分电子扫查式超声诊断仪可以在B型和M型模式间切换。

（2）电子扫查式超声诊断仪中，观察B型断面图像的同时，在图像任一扫查线位置上都能进行M型模式成像。

（3）此类操作称为B/M同步实时显像，交替（分时）发射–接收B型信号和M型信号，恰好能使两种模式同时成像。

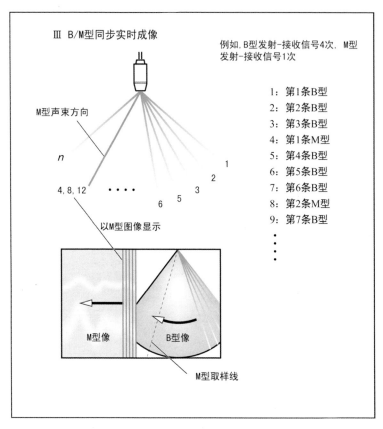

Ⅲ B/M型同步实时成像

例如,B型发射-接收信号4次,M型发射-接收信号1次

1:第1条B型
2:第2条B型
3:第3条B型
4:第1条M型
5:第4条B型
6:第5条B型
7:第6条B型
8:第2条M型
9:第7条B型
......

M型声束方向

n

4, 8, 12 · · · ·

以M型图像显示

M型像

B型像

M型取样线

（4）此种情况，4次中有1次（每次约1 ms）取得M型声像图，这样的组合几乎导致同时实时成像。因此在B型图像中确认位置，配合M型取样线，可取得M型超声图像。

（5）但是，这样的成像比单一的B型切面图像要额外需时25%，以至帧频数会减少25%。

十六、宽频带信号发射和接收

1. 回声滤波器

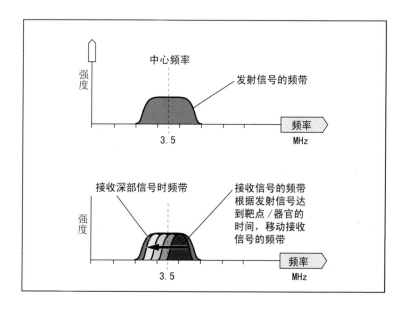

（1）探头发射的频带较宽，不仅发射具有中心频率的声束，同时也发射偏离中心频率的信号（参照第30页）。新的仪器大都应用宽频带发射信号，接收信号时通过滤波器提取所需频率的信号，把后者转换成图像。

（2）不同频率在人体内的衰减程度不同（参照第20页），所以对于浅表部位去除较低频率信号，采用高频信号成像；机体深部高频信号减少，则用低频信号成像。

（3）反射信号的深度取决于发射信号到达靶器官（反射源）的时间，可调整滤波器应对这一时间的长短，从而获得从浅到深均匀和清晰的图像。

2. 多频率转换

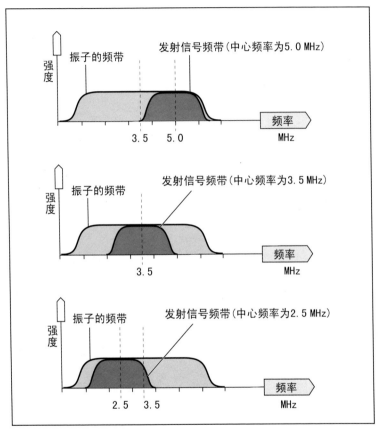

（1）目前由于探头性能的提高、仪器电路的宽频带化，宽频带探头应用越来越广泛。

（2）大力研发激励振子的电压波形，可以控制发射信号的中心频率和频带，一个探头在发射信号时能含有多个频带。

（3）如上图所示，可在5.0MHz、3.5MHz、2.5MHz的中心频率之间切换。

第3章

探头

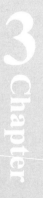

一、探头的结构与功能

1. 探头的结构（probe）

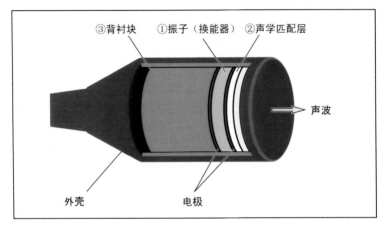

圆形平面振子（换能器）探头的断面图
（主要由右侧部分构成）

（1）振子（换能器）相互转换电能和声能，具有压电功能——压电振子。

• 超声诊断仪发射规则的脉冲电压，转换成超声后发射到人体内（电能转变为声能）。

• 人体内的回声信号转换成电信号（声能转变为电能）。

（2）声学匹配层。

• 振子与人体的匹配（阻抗匹配，impedance matching）。

（3）背衬块。

• 抑制多余的振动，使脉冲变窄。

参 考

压电效应（piezoelectric effect）

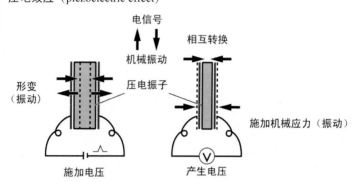

- 施加电压使振子变形（振动），施加机械应力（振动）可使振子产生电压。
- 电信号和机械振动相互转换的现象为压电效应。

2. 振子/换能器（transducer）

（1）发射超声。

脉冲电压激励压电振子，使其发生形变而振动，此时振动频率与厚度成反比（厚度0.5 mm 时，频率约为2 MHz）。

（2）接收超声。

声波的振动等机械应力作用于压电振子，振子形变而产生电压。

（3）材料。

通常采用PZT（锆钛酸铅，lead zirconate titamate）为代表的压电陶瓷（piezoelectric ceramics）和PVDF（聚偏氟乙烯，polyvinylidene fluoride）为代表的高分子压电材料。前者主要应用于电子扫查探头，后者主要应用于部分机械式扇形扫查探头。

3. 背衬块（backing material）

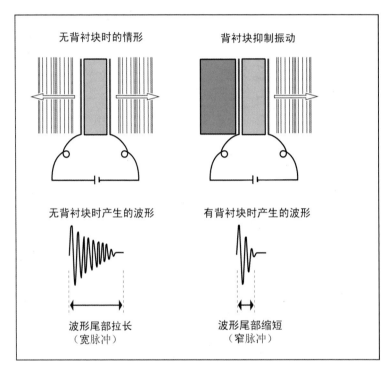

（1）背衬块被设计在振子的背侧，吸收后方的声能，抑制多余的振动，使脉冲变窄。

（2）类似情况见于敲击音叉时声音的延长，如用手指触摸音叉，声音会立即变短。

4. 声学匹配层（acoustic matching layer）

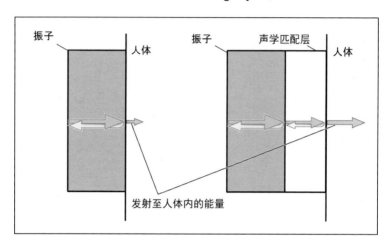

（1）由于振子与人体之间存在较大的声阻抗差，所以不能有效地把超声能量射入人体。

（2）声学匹配层具有的声阻抗介于振子与人体之间，使后两者的声阻抗差缩小，以便能有效地传导声能。匹配层的厚度设为 $\lambda/4$。

二、线阵探头

线阵探头（array probe）

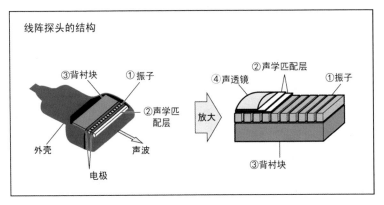

线阵探头的结构

③背衬块　①振子

②声学匹配层

外壳

电极

放大

②声学匹配层

④声透镜　①振子

③背衬块

声波

图示线阵探头的结构振子，与圆形平面探头结构基本相同，见右图。

　　振子被分隔成0.1～1 mm的微细的短栅条状，表面均附有电极，可使每个振子受到脉冲电压的激励。

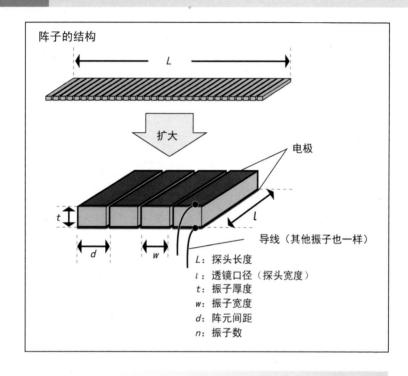

阵子的结构

扩大

电极

导线（其他振子也一样）

L：探头长度
l：透镜口径（探头宽度）
t：振子厚度
w：振子宽度
d：阵元间距
n：振子数

举例

阵元间距d＝0.6 mm，振子数n＝128时，探头长度$L \approx n \times d$＝128×0.6＝76.8 mm。

三、专用探头

专用探头的种类

与普通检查所用的探头比较，有特殊用途的探头叫作专用探头。

1. 穿刺探头（punture probe）

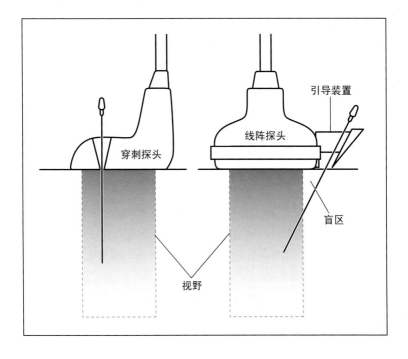

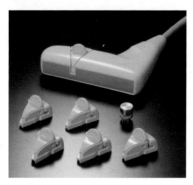 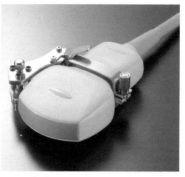

图示中央带有凹槽的穿刺探头
根据穿刺针规格大小，配有相应的引导器(架),穿刺后可以取下探头而保留穿刺针

图示安装在凸阵探头的穿刺引导装置
把灭菌的橡胶套套在探头上，再安装引导装置

◆ **穿刺探头与穿刺引导装置**（puncture attachment）

（1）电子线阵扫查探头、电子凸阵扫查探头的中央设有沟槽，可以在声像图上观察到穿刺过程。

（2）进行引流的时候，可以保留不拔出穿刺针，只卸下探头。

（3）根据情况可以使用11～22G规格的穿刺针。

（4）根据所用穿刺针的规格大小，选择不同沟槽宽度的或可调沟槽宽度的引导器（架）。

（5）除了专用的穿刺探头，还可在普通探头上安装穿刺引导装置进行穿刺。此时，因穿刺针穿刺进入皮肤的部位不能被声像图显示，所以会形成小的盲区。

2. 术中探头

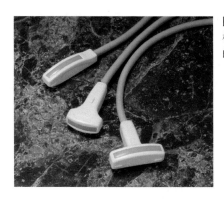

图示术中探头
根据不同手术，设计有不同形状的探头

（1）在术中用以确认肿瘤位置、切除范围等。

（2）为适应窄小的手术视野，通常腹部手术使用小型的电子线阵扫查探头和电子凸阵扫查探头。为通过声像图确认肿瘤等病变的位置，并进行标记，多数能安装穿刺引导装置。

（3）为能从凿开的颅骨小孔中观察脑部结构，神经外科开颅手术专用探头为小口径的电子扇形扫查探头。

3. 腔内探头

在管腔内用以观察周围脏器的探头。根据检查部位的不同，探头类型也不同。

> ①经直肠探头　④经食管探头
> ②经尿道探头　⑤经腹腔镜探头
> ③经阴道探头　⑥其他探头

（1）经直肠探头。

其主要应用在泌尿系统前列腺检查，可以经纵切面、横切面观察，并可安装穿刺引导器（架）进行穿刺。探头扫查方式如下。

①电子线阵扫查探头（观察前列腺纵切面）。

②微小曲率的电子凸阵扫查探头。

• 侧位观（观察前列腺横切面）

• 冠状面观（引导穿刺等）

③双平面探头。

①和②，或②中的侧位观和冠状面观，通过同一探头进行切换显示。

④机械式扇形扫查探头。

⑤机械式径向/环形扫查探头（360°视野）。

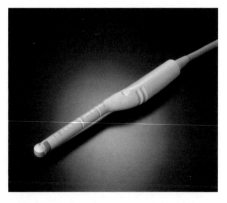

图示双平面经直肠探头
在顶端和侧面安装有微小曲率的电子凸阵扫查探头

（2）经尿道探头。

从尿道插入，主要观察膀胱等。应用以下扫查方法。

• 机械式径向/环形扫描（360°视野）

（3）经阴道探头

经阴道检查子宫、卵巢等，主要使用以下扫查方式，能安装引导器进行卵泡穿刺。

• 微小曲率的电子凸阵扫查探头（冠状面观）

• 电子扇形扫查探头（冠状面观）

• 机械式扇形扫查探头（冠状面观）

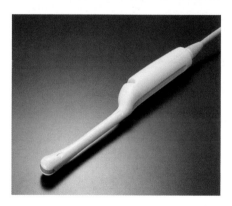

图示经阴道探头
在顶端安装有微小曲率的电子凸阵扫查探头

（4）经食管探头（用于消化道）。

消化道专用探头是在内镜顶端安装有探头，可观察食管、胃等的消化道器官肿瘤的浸润程度，协助内镜检查。结构上有两种：一种是探头安装在内镜前部的一体型，另一种是与内镜分离的独立探头。主要采用以下扫查方式：

- 微型电子线阵扫查探头
- 微型电子凸阵扫查探头

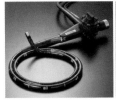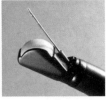

用于消化道的经食管探头及其顶部
顶端安装微小曲率的凸阵探头

（5）经食管探头（用于循环系统）。

循环系统专用探头是在顶端安装扇形探头，在食管内检查心脏。主要采用以下扫查方式：

- 微型电子扇形扫查探头
- 双平面探头（交替切换两个电子扇形扫查振子，观察相互垂直的纵切面和横切面）
- 多平面探头（单个电子扇形扫查振子进行旋转，观察纵切面和横切面）

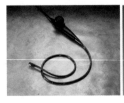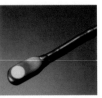

多平面探头及其顶部
顶端内部旋转的振子能任意改变角度获取切面图像

（6）腹腔镜探头。

振子安装在探头的顶部。与腹腔镜相同，不用开腹便可直接放在脏器表面成像。主要采用以下扫查方式：

- 微型电子线阵扫查探头
- 微小曲率电子凸阵扫查探头

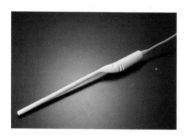

图示腹腔镜探头
在顶部安装微小曲率的电子凸阵扫查

（7）其他探头。

还有能插入血管内在其内部观察的极细探头。通过内镜钳钳夹的通道，在内镜引导下能够插入胆管和胰管，在管腔内部观察的探头正在研发。主要采用以下扫查方式：

- 机械式径向/环形扫描探头（360°视野）
- 圆柱状电子扫描探头（360°视野）

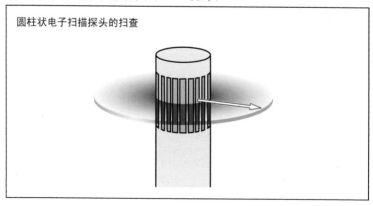

圆柱状电子扫描探头的扫查

不同形状的探头

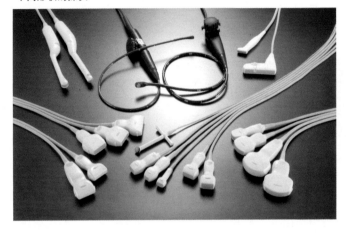

四、环阵探头

环阵探头（annular array scanner）

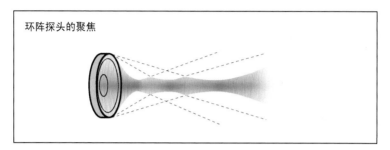

环阵探头的聚焦

（1）环阵探头采用呈同心圆状排列的环形振子进行扫查，扫查方式为机械式。

（2）在同一轴上进行电子聚焦，与电子扫查探头相比，在切面方向也能形成较细的声束。

（3）能清晰显示乳腺输乳管等细微管腔结构。

		电子扇扫探头	机械式扇扫探头	环阵扇扫仪
扇形扫查方式		电子扫查	机械扫查	机械扫查
焦点	扫查方向	电子聚焦	凹面、固定	电子聚焦
	切面方向	声透镜固定	凹面、固定	电子聚焦
声束剖面图		切面方向 声透镜固定聚焦 扫查方向 电子聚焦	同心圆状 固定焦聚	同心圆状 电子聚焦

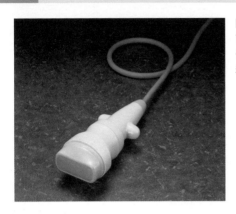

图示环阵探头

前端内部装有封闭的液体，在液体内的环阵探头可进行机械式摆动扫查

参　考

环阵探头（含有4个振子时）的原理图

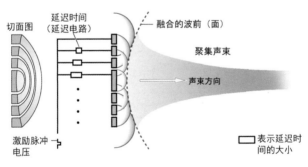

（1）环阵探头常用于乳腺等浅表部位的检查。

（2）显示像乳腺输乳管一样细微的管腔结构时，特别需要侧向（横向）分辨力高的声束，环阵扫查探头就具有这种特性。

（3）乳腺、甲状腺等浅表部位的检查，一般使用7.5～10 MHz的高频探头，因为这种探头一般能取得深约5 cm的图像。

五、耦合剂

1. 超声耦合剂

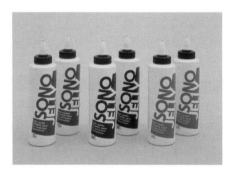

图示超声耦合剂
根据情况分别使用黏稠度、不宜流淌的耦合剂和黏稠度低、容易涂抹的耦合剂

（1）向生物体内发射和接收超声信号时，探头和体表表面之间的空气会引起强烈的反射，难以形成有效的发射-接收。所以检查时把耦合剂涂抹在体表使其能进行有效的发射-接收。

（2）耦合剂还具有使探头容易滑动的作用。

（3）用于超声检查的耦合剂一般以水为主要成分，为了防止流淌而加入适当黏度的黏稠剂。此外，为防止干燥还须加入保湿剂。

（4）侧卧位进行心脏检查时，需要黏稠度高（难以流淌）的耦合剂。从不同方向观察胎儿时，采用黏稠度低的耦合剂，使其容易涂抹。

（5）特殊部位的检查，使用灭菌的耦合剂。进行穿刺时，也可把浸泡过消毒液的纱布放在探头一侧，并不断适当拧挤消毒液进行操作。

2. 超声耦合器 (acoustic coupler)

（1）离探头近的部分易出现多重反射等伪像和声场紊乱，因而难以取得高质量的图像。检查浅表器官时，使用装有水的橡胶袋或者柔软的水囊，可避免出现此类情况。

（2）像乳腺等加压探头加压时容易变形的部位以及检查甲状腺探头难以与皮肤良好接触时，也可以使用水袋或水囊。

（3）通常使用的水囊是用一般的水，也可使用蒸馏水或者消毒水，这种水虽然具有衰减少的特征，但若未能充分去除水中的气泡，图像就会因出现气泡的回声而受到干扰。

（4）因去除水中的气泡比较困难，所以也有在探头顶端安装固形的水囊。

（5）固形水囊由各种柔软的高分子材料制成。使用后只需擦净耦合剂即可，用起来比较方便，但价格偏高，衰减要高于水且有消毒困难的缺点。

（6）超声水囊也叫作超声耦合器。

3. 球囊

（1）有时泌尿器官、消化器官等专用腔内探头顶端安装叫作球囊的水袋。这种情况也应该充分去除气泡后使用，而且安装时也应注意不要遗留气泡。

（2）球囊的作用是消除空气层，有效地发射和接收信号。为使探头和管壁之间保有一定的距离，以改善图像质量，同时还能保持探头的清洁，另有和上述超声耦合器作用相同的多种球囊。

第4章

仪器的调节

一、对数放大器（LOG AMP）

1. 对数放大器（LOG AMP：logarithmic amplifier）

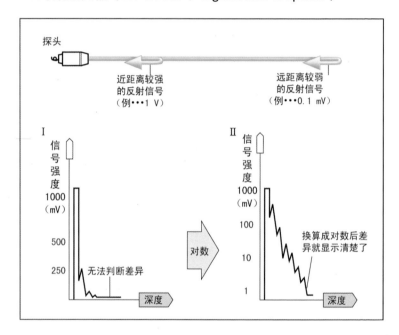

（1）发射信号后立即收到近距离强烈的回声信号，远距离回声信号因受衰减的影响变得很微弱。

（2）例如，弱信号的振幅为0.1 mV，强信号的振幅为1V，相差10 000倍。如果直接在显示器上显示，将无法显示弱信号（图中Ⅰ）。

（3）因此，用对数表示（对数压缩：logarithmic compression），可显示弱信号亮度的微弱变化（图Ⅱ）。

（4）而且通过调节增益和动态范围，能更好地显示靶目标亮度的细微变化。

2. 分贝（decible）

经对数处理的信号用分贝（dB）来表示。

$A = 10^X$时，$X = \lg A$。

- X变20倍，就是$20 \lg A$（dB）。

- A为输出/输入功率，表示输入到放大器、衰减器的信号，输出时功率变为几倍（几分之一）。

- 放大器的输入功率为V_i，输出功率为V_o，放大幅度为

$$20 \lg \left(\frac{V_o}{V_i} \right) \text{dB}$$

输入功率 V_i → □ → 输出功率 V_o

- 应注意6dB=2倍，20dB=10倍。

- 而且1/2约为 -6dB，1/10为-20dB。

举例

输入电压为1 mV时，输出电压为

- 放大幅度为40 dB的放大器，

  40 dB＝20 dB＋20 dB

  　　　＝10倍×10倍＝100倍

  变为100 mV

- 放大幅度为46dB的放大器，

  46 dB＝20 dB＋20 dB＋6 dB

  　　　＝10倍×10倍×2倍＝200倍

  变为200 mV

- 放大幅度为60 dB的放大器，

  60 dB＝20 dB＋20 dB＋20 dB

  　　　＝10倍×10倍×10倍＝1000倍

  变为1 V

- 放大幅度为66 dB的放大器，

  66 dB＝20 dB＋20 dB＋20 dB＋6 dB

  　　　＝10倍×10倍×10倍×2倍＝2000倍

  变为2 V

二、增益

增益（gain）

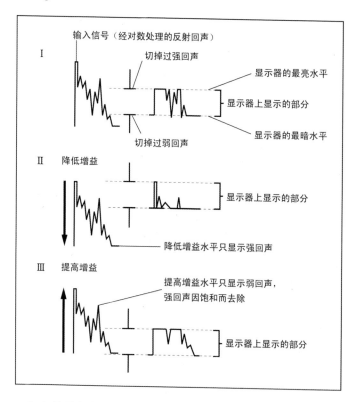

（1）接收的信号中含有不同强度的回声信号。

（2）经对数处理放大的回声中,某种程度的弱回声被作为噪声而切掉，而且过强的回声也会被切掉，从而选择对检查必需的回声部分（图Ⅰ）。

（3）如此，在输入信号中，选择适合的信号部分显示在显示器上，并调节至最佳状态（图Ⅱ、图Ⅲ）。

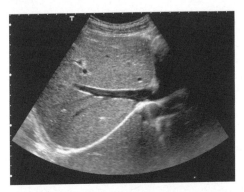

最佳增益
恰如其分地显示弱回声，噪声也很少

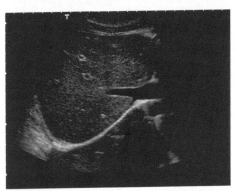

增益过低
无法显示弱回声，可能会出现漏诊

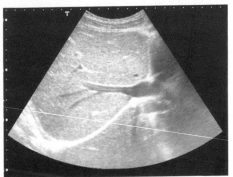

增益过高
整体图像噪声偏多，难以观察

三、动态范围

动态范围（dynamic range，DR）

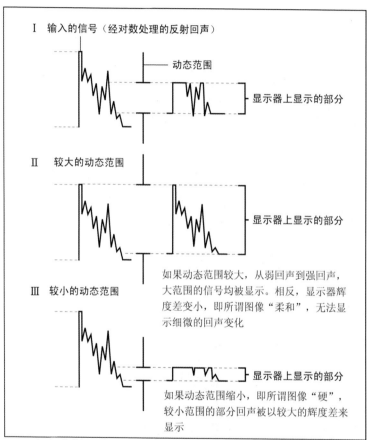

Ⅰ 输入的信号（经对数处理的反射回声）

动态范围

显示器上显示的部分

Ⅱ 较大的动态范围

显示器上显示的部分

如果动态范围较大，从弱回声到强回声，大范围的信号均被显示。相反，显示器辉度差变小，即所谓图像"柔和"，无法显示细微的回声变化

Ⅲ 较小的动态范围

显示器上显示的部分

如果动态范围缩小，即所谓图像"硬"，较小范围的部分回声被以较大的辉度差来显示

（1）依据"增益"的表述（参照第87页），切掉信号后显示的窗宽宽度称为动态范围。

（2）新的仪器中，动态范围多与其他的参数组合在一起来调节，而不单独设置动态范围。

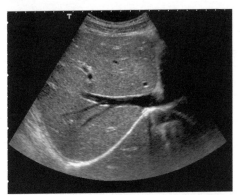

动态范围调至最佳状态
强回声的器官轮廓表现得黑白鲜明，同时也能显示出实质器官内细微的回声变化

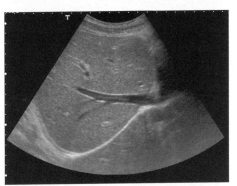

动态范围增大
黑白对比不鲜明，图像单调化。难以显示细微的回声变化

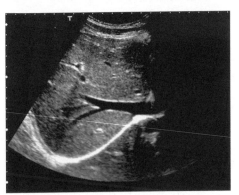

动态范围缩小
黑白对比鲜明，图像变粗变硬。多用于测量脏器大小和仔细观察轮廓时

四、STC（TGC）

灵敏度时间控制（sensitivity time control，STC）

时间增益控制（time gain control，TGC）

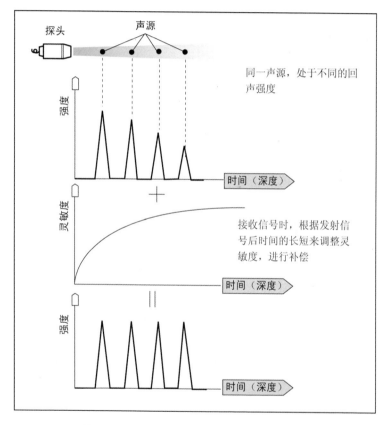

（1）人体内即使是相同的声源，当其处于不同深度时，受衰减因素的影响，其反射回声强度也不同。所以根据部位的深度，适当补偿衰减，使其表现同样的亮度。

（2）根据体内回声的衰减与其距离和频率成正比的关系（参照第20页），同样接收信号的时间与距离也成正比，依次能够判断回声的深度。另外，发射信号后即降低灵敏度，随着时间增加又逐渐提高灵敏度，使图像得以补偿。

（3）新的仪器虽然针对检查部位能够准确地自动补偿，但对不同的被检者，有必要再进行一些微调。

（4）STC调节键（挡）可对多段深度的灵敏度进行微调。

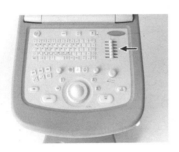

图示STC的调节键
利用每段深度的调节键（←）进行微调（仪器内一般预设有STC补偿，调节键置于中间位置也能获得均匀的图像）

参　考

灵敏度补偿

设人体内衰减系数为0.5 dB/MHz、深度0 cm的灵敏度为0 dB时，5 MHz探头、5 cm深度的回声为

衰减系数×频率×（往返距离）＝0.5×5.0×（5×2）＝25（dB）

• 衰减了25 dB（－25 dB），所以在5 cm深部的产生回声的时间点上，需要＋25 dB的灵敏度补偿。同理，在10 cm深处的信号时间点上，需要＋50 dB的灵敏度补偿

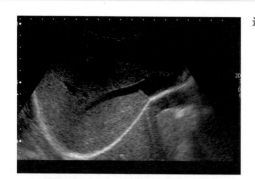

近侧（场）STC过低

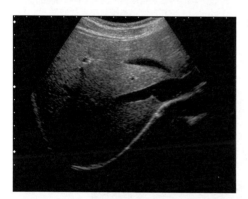

远侧（场）STC过低

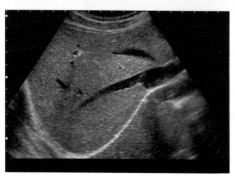

合适的STC

五、边缘回声增强

边缘回声增强（echo enhance，EE）

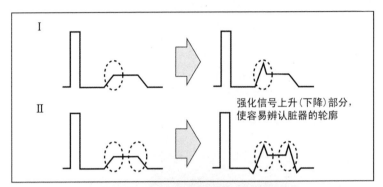

强化信号上升（下降）部分，使容易辨认脏器的轮廓

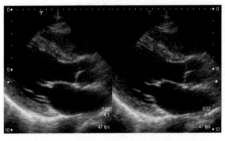

无边缘增强　　　　　　边缘增强

（1）通过信号边缘增强的处理，使脏器组织的轮廓锐化，容易进行测量。种类上有仅对信号上升部分的处理（图Ⅰ）和对两侧边缘（上升和下降部分）的调节（图Ⅱ）。

（2）调节这类变化迅速的回声信号时，使用快速时间常数电路（fast time constant circuit，FIC）。

（3）如对噪声也同样处理，将会增强噪声，反而影响图像。所以仅对一定水平以上的强回声进行处理，对较弱回声（噪声等）不进行调节。

第5章

伪像

一、旁瓣伪像

1. 伪像（artifact）

实际不存在的物体，在图像上表现为某种影像被称为伪像。伪像种类有旁瓣、光栅栅瓣、多重反射、镜面效应、声速失真、折射伪像等。

2. 旁瓣（side lobe）

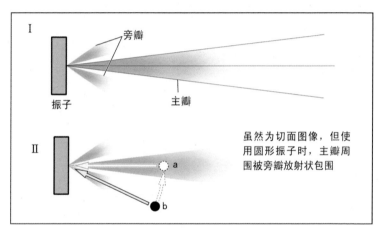

（1）振子发射超声大部分以0°角方向发射（主瓣），少部出现偏斜方向发射，即旁瓣（图Ⅰ）。

（2）超声诊断仪中，设想只有在0°方向的回声形成图像，但如果图Ⅱb的位置上存在有强烈的反射源，就会出现好像是a位置的回声，这就产生了实际上并不存在的物体图像即假像（伪像）。

（3）旁瓣也见于单一振子的线阵探头。

参　考

旁瓣的表现

　　根据扫描方式不同旁瓣表现也不同。

电子线阵扫描探头

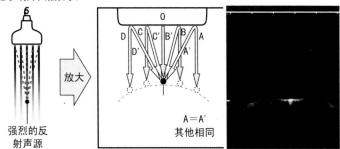

强烈的反
射声源

放大

A＝A'
其他相同

　　假设在0扫描线上有强烈的反射声源，由于旁瓣效应，邻近的B、C及A、D扫描线上也会形成回声，而且深度与其和声源之间的实际距离相同，从而在图像上两端（侧）的伪像表现为向下的弧形。

电子扇形扫描探头

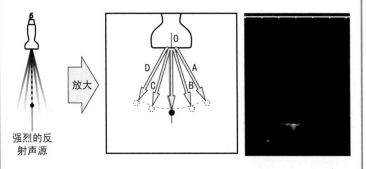

强烈的反
射声源

放大

　　与电子线阵扫描探头类似，电子扇形扫描探头在邻近的B、C及A、D扫描线上也形成回声，而且深度也与其和声源之间的实际距离相同，从而在图像上两端（侧）的伪像表现为向上的弧形。

二、光栅栅瓣

光栅栅瓣（grating lobe）

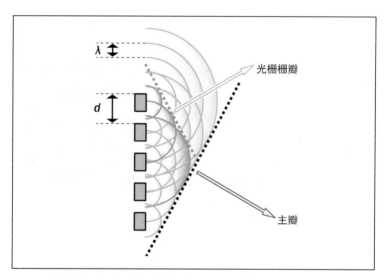

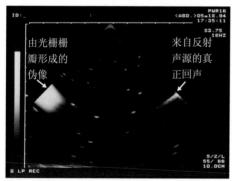

水中存在强烈的反射声源，电子扇形扫描探头的视野边缘（右侧端）上显示回声，对侧（左侧端）就形成光栅栅瓣伪像

（1）线阵探头形成的融合波前（面），与相邻振子间有1个波长距离的偏移处形成融合成分，故在扫描方向以外的方向上也形成声束，这种现象称为光栅栅瓣或光栅旁瓣，属旁瓣的一种。

（2）避免光栅栅瓣的条件是

$$d < \frac{\lambda}{1+\sin\theta_M}$$

d：阵元间距
λ：波长
θ_M：主瓣的扫描角度

举例

以频率 $F = 5$ MHz（波长 $\lambda \approx 0.3$ mm），$\pm 45°$ 扫描，防止光栅栅瓣发生。
$\theta_M = 45°$ 时

$$\frac{\lambda}{1+\sin\theta_M} = \frac{0.3\ \text{mm}}{1+0.71} \approx 0.18\ \text{mm}$$

阵元间距 d（需要）0.18 mm。

•从上述公式得知，线阵扫描 θ_M 通常为0°，但在扇形扫描中 θ_M 最大可为45°，所以必须缩小 d 值。

•光栅栅瓣的产生完全取决于探头的构造。

三、多重反射

多重反射（multiple reflection）

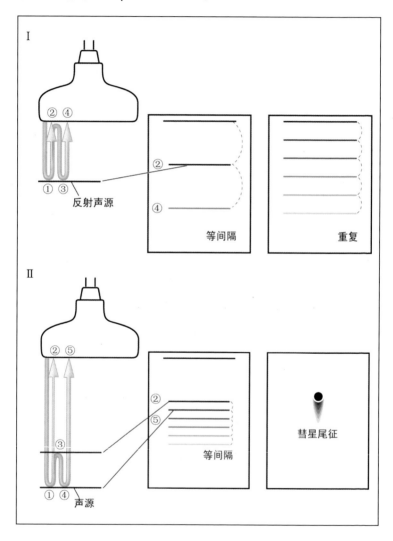

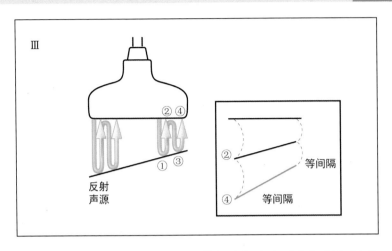

（1）强反射体的回声（图Ⅰ-①），在探头表面再次反射至人体内（图Ⅰ-③），此时形成的反射回声成为接收信号（图Ⅰ-④）。

（2）有时来回往返数次，由于衰减，信号强度逐渐减弱，呈现显著的衰减样表现。

（3）多重反射的各间距与探头至反射声源的距离相同。

（4）如果强反射体同向平行存在，其回声（图Ⅱ-①）至另一个反射体时，会再次反射（图Ⅱ-③），反射后的回声成为接收信号（图Ⅱ-⑤）。

（5）多重反射的各间距相同。

（6）人体内的微小结石、钙化等，其后方形成浅色尾状强回声（彗星尾征）。这是由微小结石的前和后表面之间发生多重反射所致。

（7）强反射声源与探头表面之间的距离，根据部位（深度）不同会有差异（倾斜），另外在各自扫描线上的间隔是相等的，故多重反射（面）会发生倾斜（图Ⅲ）。

四、镜面效应

镜面效应（mirror effect）

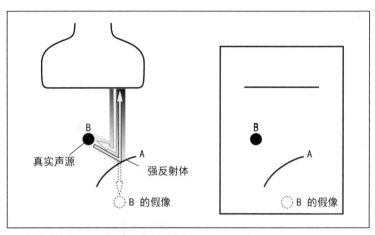

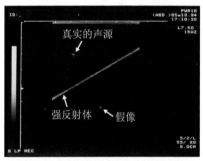

图示镜面效应
水中放入强反射体

　　从强反射体A反射的声波，被另一反射体B反射，其回到A再反射而被接收，形成在声束方向B的假像。这种现象称为镜面效应或镜面现象。

五、声速失真

声速失真

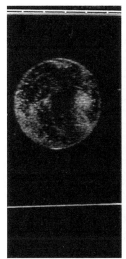 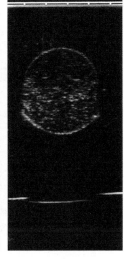 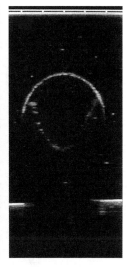

声速与水相近的物体
水中放入装有水的橡胶袋。由于声速相近，几乎呈圆形。内部白点为微小的气泡

声速比水慢的物体
水中放入装有比水声速慢的液体橡胶袋，显示圆形的底部下移，水槽底部也略下移

声速比水快的物体
水中放入装有比水声速快的液体橡胶袋，显示圆形的表面上移。由于折射，形态也出现变化

（1）超声诊断仪设定人体内声速为1 530 m/s，遇到与此声速差异大的物体时将会出现图像失真。

（2）以上切面图像所示水中声速有差别的物体。

六、折射产生的伪像

折射产生的伪像

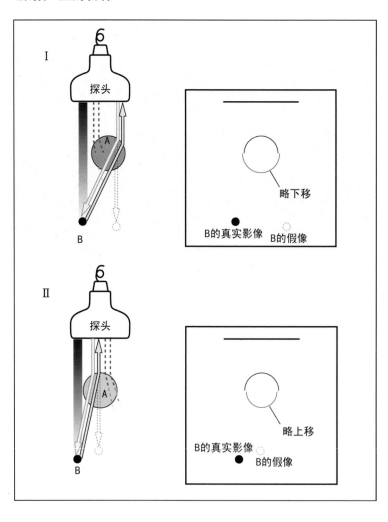

（1）如存在声速差较大的介质，由于超声声束的折射，可形成伪像。

（2）图Ⅰ的A，声速比周围慢，由于折射经反射体B，形成B的假像。

（3）图Ⅰ深部（下缘）的回声受声速的影响，略往下移。

（4）图Ⅱ的A，声速比周围快，同样由于折射经反射体B，形成B的假像。

（5）图Ⅱ深部（下缘）的回声受声速的影响，略往上移。

第6章

多普勒法

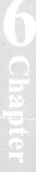

一、多普勒的基本原理

多普勒的基本原理（Doppler method）

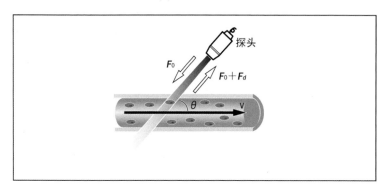

当光或声（波）源和被作用物体接近时，后者所感受（可测得）的光或波的频率要大于光或声（波）源的频率，而相互远离时则反之。这种频率变化由奥地利物理学家Doppler发现，被称为多普勒效应（Doppler effect）。

图解：

• F_0：探头发射超声的频率（Hz）

　　（多普勒检测频率=基准频率）

F_0+F_d：探头接收移动物体（血管内流动的血液等）反射超声的频率（Hz）

　　（F_d=多普勒频移频率=多普勒频移）

v：血管内血液流动的速度（m/s）

c：人体内超声的声速（m/s）

θ：超声声束与血流之间形成的角度（°）

形成如下关系

$$F_d = \frac{2 \times v \times \cos\theta}{c} \times F_0 \qquad (\text{I})$$

公式可变为

$$v = \frac{c}{2 \times \cos\theta} \times \frac{F_d}{F_0} \qquad (\text{II})$$

· 公式中，c为常数，F_0为已知的发射频率，如检出接收信号的 F_d，再测出$\cos\theta$，就能计算出血液的流速v。

举例

超声发射频率$F_0 = 5\text{MHz}$，检出的多普勒频移$F_d = +1\text{kHz}$，设声速为 $c = 1500\text{m/s}$，$\theta = 60°$ 时

$$v = \frac{c}{2 \times \cos\theta} \times \frac{F_d}{F_0} = \frac{1500\,\text{m/s}}{2 \times \cos 60°} \times \frac{1\,\text{kHz}}{5\,\text{MHz}}$$

$$= \frac{1.5 \times 10^3\,\text{m/s}}{2 \times 0.5} \times \frac{1 \times 10^3\,\text{Hz}}{5 \times 10^6\,\text{Hz}} = \frac{1.5 \times 10^6\,\text{m/s}}{5 \times 10^6}$$

$$= 0.3\,\text{m/s} = 30\,\text{cm/s}$$

流速$v = 30\,\text{cm/s}$

二、多普勒频移

1. 声波中含有不同频率

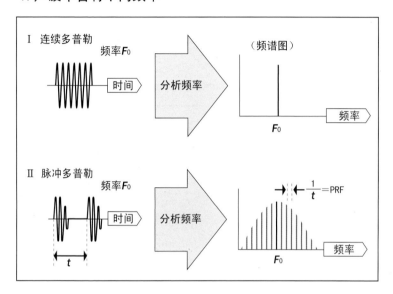

（1）图 I 所示频率为 F_0 的连续多普勒只含频率 F_0 成分。

（2）图 II 所示脉冲重复频率 PRF = 1/t，频率为 F_0 的脉冲多普勒中，含有以 F_0 为中心、PRF 为间隔的多个不同频率成分。

参 考

根据前面所述（参照第29页，解释频带宽度的图等），为了使所讲内容简单明了，采用图A的图形来表示频带内的不同频率成分。但实际图形如图B，频带内仅含齿状的不同频率成分，被称为离散型频率分布。

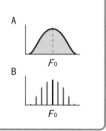

2.连续多普勒频移

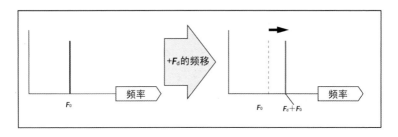

频率为F_0的连续多普勒接收到$+F_d$频移时，如上频谱图所示，频率变成F_0+F_d。

举例

　　发射频率　　$F_0 = 5$ MHz

　　多普勒频移　$F_d = +2$ kHz时

　　　　　　　　接收到的频率则为5.002 MHz。

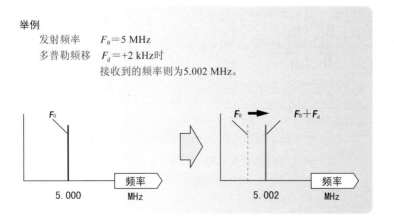

3. 脉冲多普勒频移

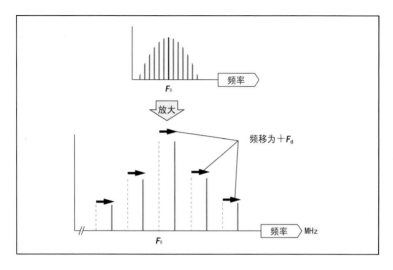

中心频率为F_0的脉冲多普勒接收到$+F_d$频移时，如上频谱图所示，所含不同频率均由$+F_d$来表示。

举例

中心频率　　　F_0＝5 MHz
脉冲重复频率　PRF＝6 MHz
多普勒频移　　F_d＝+2 kHz时

如图所示，频移均为+2kHz。

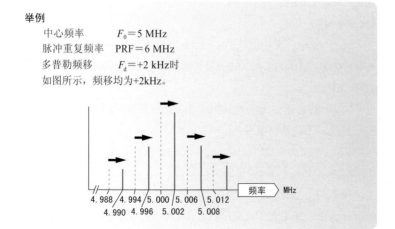

4. 混叠（aliasing）

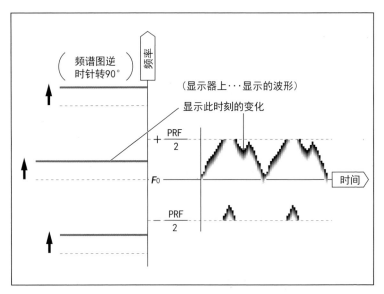

（1）中心频率F_0＝5 MHz、脉冲重复频率PRF＝6 MHz、多普勒频移F_d＝+3 kHz时，观察5.000 MHz相邻的接收频率，后者为5.003 MHz和4.997 MHz。

（2）其中，无法辨认5.003 MHz是否是基准频率的5.000 MHz加上频移0.003 MHz或4.997 MHz是否是基准频率的5.000 MHz减去频移0.003 MHz而成。

（3）就是说，无法辨认PRF/2以上的频率。所以，脉冲多普勒能测量的多普勒频移范围$F_{d\,MAX}$是

$$F_{dMAX} = \pm \frac{PRF}{2}$$

（4）F_{dMAX}称为最大检测多普勒频移频率（奈奎斯特频率，Nyquist frequency），如果大于此频率，波形会折返，即表现为混叠。

5. 零频移

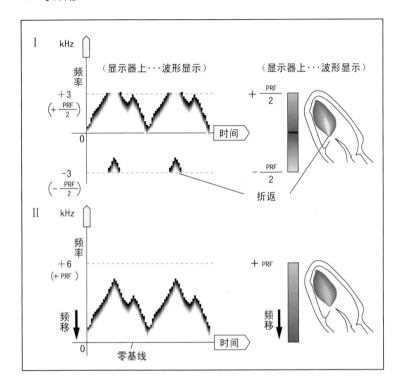

（1）脉冲重复频率PRF＝6 kHz时，图Ⅰ仅显示±3 kHz（±PRF/2）多普勒频移，超过此范围即出现折返现象。

（2）少许的折返上下关联，混叠现象容易判断，因此利用超声仪的零频移调节功能，上下移动零基线，使频移范围表示为0～+PRF或者0～－PRF（图Ⅱ）。

（3）超声诊断仪把多普勒频移换算成流速来表示。上图F_0＝5.0 MHz，设角度θ＝0°，±3 kHz相当于±45 cm/s。

参 考

多普勒频移和流速的关系

根据第108页的公式 II，避免折返的最大检测速度 V_{MAX} 为

$$V_{MAX} = \pm \frac{c}{2 \times \cos\theta} \times \frac{F_{dMAX}}{F_0} \; , \quad F_{dMAX} = \pm \frac{PRF}{2}$$

所以

$$V_{MAX} = \pm \frac{c \times PRF}{4 \times \cos\theta \times F_0}$$

声速 c 恒定、角度 $\theta = 0°$ 时，基础频率 $F_0 = 5$ MHz, PRF = 6 kHz

$$V_{MAX} = \pm \frac{1.5 \times 10^3 \text{ m/s} \times 6 \times 10^3 \text{ Hz}}{4 \times 1 \times 5 \times 10^6 \text{ Hz}}$$

$$= \pm \frac{9 \times 10^3 \text{ m/s}}{20 \times 10^3} = \pm 0.45 \text{ m/s} = \pm 45 \text{ cm/s}$$

得出 $V = \pm 45$ cm/s 时，出现折返。

（1）如果，PRF 为 12 kHz,

$\quad V_{MAX} = \pm 90$ cm/s。

如果设 $F_0 = 2.5$ MHz

$\quad V_{MAX} = \pm 90$ cm/s。

再设角度 $\theta = 60°$

$\quad V_{MAX} = \pm 90$ cm/s。（$\cos 60° = 0.5$）

（2）因此，脉冲重复频率 PRF 越高，或者基础频率 F_0 越低，或者角度 θ 越大，就能观察越快的血流，而且不出现折返现象。

（3）但是，探测深度、角度误差等其他因素会出现较大的变化，所以具体操作时有必要考虑各种因素之间的平衡。

三、多普勒法的分类

1. 应用于超声检查的多普勒法分类

① 连续多普勒（continuous wave Doppler，CWD）
② 脉冲多普勒（pulsed wave Doppler，PWD）
③ 彩色血流成像（color flow mapping，CFM）

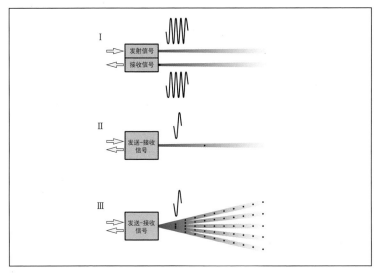

应用于超声检查的多普勒法大致分为3类。

2. 各种方法的特点

（1）连续多普勒（CWD）（图Ⅰ）。

发射信号和接收信号由不同振子进行；

在同一方向连续发射、接收信号；

不能判断距离-位置（叠加了声束上的所有信号）；

适用于测量高速（异常）血流；

不能与B型（二维）超声成像同步实时显示。

（2）脉冲多普勒（PWD）（图Ⅱ）。

发射信号和接收信号由同一振子进行；

在同一方向间歇性发射或接收信号；

能判断距离-位置（能测量任意深度、特定部位的流速）；

能测量低速血流；

能与B型（二维）超声成像同步实时显示。

（3）彩色血流成像（CFM）（图Ⅲ）。

发射信号和接收信号由同一振子进行；

在多个方向间歇性发射或接收信号；

能判断距离-位置（切面形式采集信息）；

能发现异常血流；

重叠在B型（二维）超声声像图上、实时显示。

3.血流速度和各种多普勒模式的适用范围

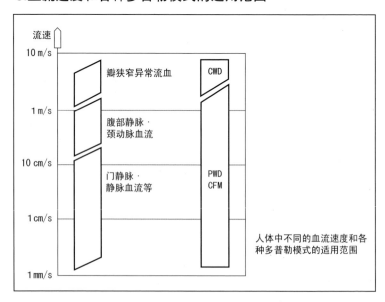

流速

10 m/s

瓣狭窄异常流血 CWD

1 m/s

腹部静脉·
颈动脉血流

10 cm/s

门静脉·
静脉血流等 PWD
CFM

1 cm/s

人体中不同的血流速度和各
种多普勒模式的适用范围

1 mm/s

4. 多普勒法的频谱分析和显示方式

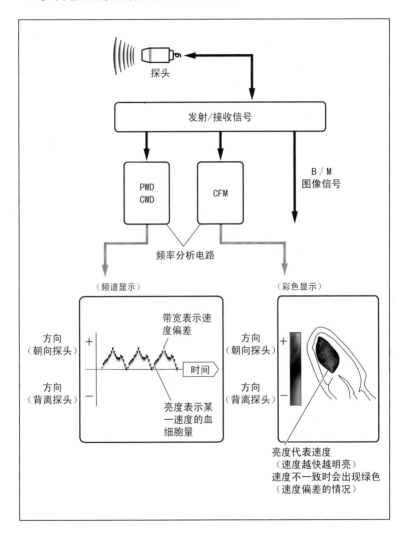

接收信号中含有不同的多普勒频移，通过频率分析电路可解析出各种频率及其数量，并在显示器上显示。

（1）连续多普勒（CWD）、脉冲多普勒（PWD）。

频率分析通常应用快速傅里叶转换法（fast Fourier transform method，FFT）；

在显示器上以频谱图来表示。

FFT法的特征

• 频率分析的准确度高（定量）；

• 显示血流方向；

• 显示不同速度及其含量。

（2）彩色血流成像（CFM）。

频率分析通常应用"自相关技术"（self correlation method）；在显示器上以彩色来表示。

"自相关技术"的特征

• 频率分析的准确度低于FFT法（定性）；

• 显示血流方向；

• 表示流速的平均值；

• 显示流速的差异（分散）。

四、连续多普勒法

1. 连续多普勒法（continuous wave Doppler method,CWD）

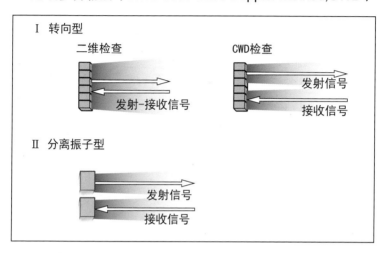

（1）在连续多普勒，发射信号的振子连续发射超声，接收信号的振子连续接收回声信号。

（2）2.5 MHz频率的探头最大检测速度约为 ± 7 m/s，主要应用于测量心脏瓣膜狭窄、关闭不全等引起的高速（异常）血流。

（3）由于连续发射-接收信号，从不同深度反射而来的信号混杂在一起，故不能分辨距离，即没有轴向分辨力。

2. 根据振子结构的分类

（1）转向型（图Ⅰ）。

二维检查中常用的电子扇形扫查探头，在进行连续多普勒检查时，具有专门发射信号和专门接收信号的振子，这种结构类型目前已被广泛采用。

与二维检查的电子扇形扫查方式相仿，能灵活控制发射和接收信号的声束方向，所以能在实时观察二维图像的同时，设定检出的连续多普勒方向，立即转换成多普勒模式，进行连续多普勒检查。

（2）分离振子（笔式）型（图Ⅱ）。

因为在细的笔形的探头顶部的连续多普勒专用振子安装是分离式的，所以无法取得二维图像。

此时，连续多普勒的检出方向不能通过参照二维图像来确定，但是振子专用，所以多普勒灵敏度和S/N均较高。

（3）分离振子（机械扇扫式）型（图Ⅱ）。

与笔形探头相同，由两个分离的振子组成，并采用机械扇形扫查方式，既能观察实时二维图像，又能在设定连续多普勒检出方向后，立即转换多普勒模式进行检查。

五、脉冲多普勒法

1. 脉冲多普勒法（pulsed wave Doppler method,PWD）

（1）与二维检查相同，振子脉冲式发射超声波，并由同一振子接收超声信号。

（2）脉冲波多普勒与二维成像均通过同一个振子进行发射-接收信号。因此，具有距离-深度测定的能力，主要应用于腹部和末梢血管等低速血流的测量。

（3）最大检测速度V_{max}由下列公式计算。

$$V_{max} = \frac{c \times PRF}{4 \times \cos\theta \times F_0}$$

PRF：脉冲重复频率

（4）PRF越高，高速血流越易检出，但是PRF增高，则会导致探测深度缩小，所以通常使用2.5 MHz的探头，最大检测速度约±1 m/s（$\theta = 0°$）。

举例

PRF＝6kHz，F_0＝2.5MHz，c＝1 530m/s，$\theta = 0°$ 时，

$$V_{max} = \frac{1530 \text{ m/s} \times 6 \text{ kHz}}{4 \times 1 \times 2.5 \text{ MHz}} \approx 0.92 \text{ m/s}$$

由此得知，2.5MHz探头能测量最大流速为 ±0.92m/s。而且，此时最大探测深度D_{max}为

$$D_{max} = \frac{c}{2 \times PRF} = \frac{1530 \text{ m/s}}{2 \times 6 \text{ kHz}} \approx 0.13 \text{ m} = 13 \text{ cm}$$

参 考

最大可能检测速度和最大探测深度的关系

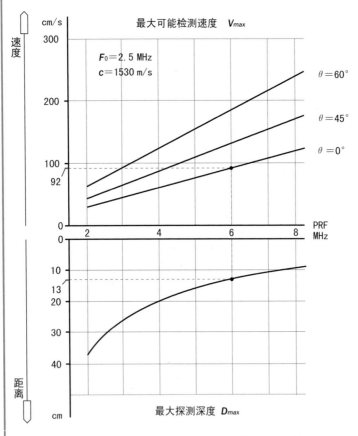

随着调高PRF，能测出更快的血流，但导致检测深度减低。

• 上图所示PRF＝6 kHz，θ＝0°时，最大可能检测速度和最大探测深度之间的关系。

2. 取样容积（samping volume，SV）

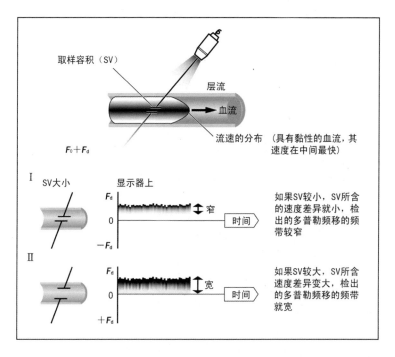

（1）应用脉冲多普勒测量速度时，需确定测量部位，称为取样容积。

（2）取样容积的宽度依赖超声声束粗细。根据部位大小，长度设定1~20 mm。

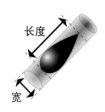

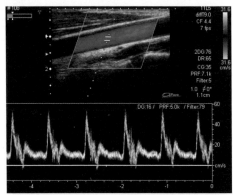

较小的取样容积,放置在血管中央时

仅仅测量血管中央的快速血流，显示为较窄的频带

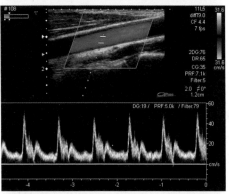

取样容积略变大时

能测到中央血流附近的较慢速血流，频带略变宽

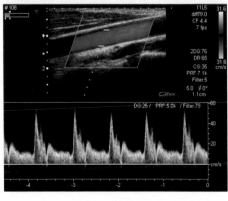

取样容积变大、几乎等于血管内径时

中央的快速血流和周边的慢速血流都被测到，显示为宽的频带

3. 多普勒分时扫查（time division）

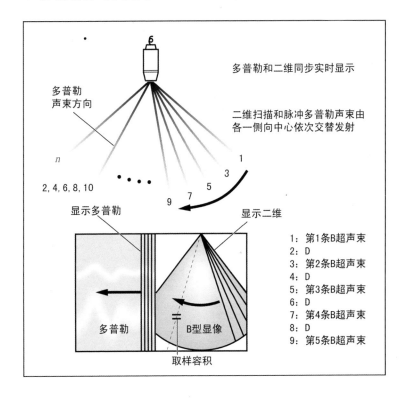

多普勒和二维同步实时显示

二维扫描和脉冲多普勒声束由各一侧向中心依次交替发射

多普勒声束方向

n

2, 4, 6, 8, 10

显示多普勒

显示二维

多普勒

B型显像

取样容积

1：第1条B超声束
2：D
3：第2条B超声束
4：D
5：第3条B超声束
6：D
7：第4条B超声束
8：D
9：第5条B超声束

（1）使用电子扫查探头，能随意改变每条扫描线的方向（发射-接收信号声束的方向），所以能交替发射-接收二维信号和多普勒信号——即分时扫查，在实时二维图像上设定脉冲多普勒容积取样区，同时实时获取二维图像和多普勒信号。

（2）由于多普勒与二维成像交替发射信号，虽然PRF相同，但实际上多普勒的周期减少了一半。所以实时二维图像和实时多普勒检测时，检出的最大流速仅为单独显示脉冲多普勒时的一半。

（3）超声诊断仪中，二维成像和多普勒同步显示会导致最大检测速度减低，所以此时采取交替或切换二维成像和脉冲多普勒检测将会得以弥补。

六、角度校正

角度校正（angle correction）

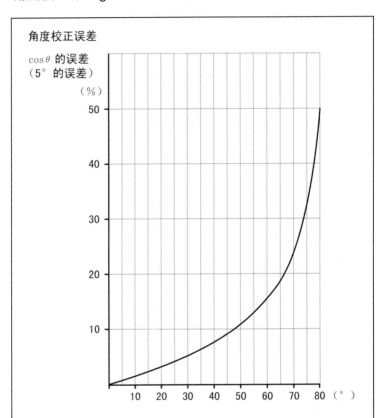

角度校正误差

$\cos\theta$ 的误差
（5°的误差）

　　上图表示不同的角度，当发生5°的计算误差时，换算成 $\cos\theta$ 后的误差情况。若角度超过60°，误差将显著增加

（1）根据多普勒的基本原理（参照第108页计算式Ⅱ），为了测量速度，有必要正确测量声束和血流之间的夹角。

（2）在二维图像上，调整好声速与血流间的夹角后，超声诊断仪会自动根据此角度和公式计算出血流速度。

（3）血流和声束的夹角变大，其误差也随之变大，如上图所示，30°时有5%的误差，超过60°时误差急剧变大。所以，有必要调整探头的角度以减小多普勒声束与血流的夹角。

七、多普勒频谱的含义

多普勒频谱的含义

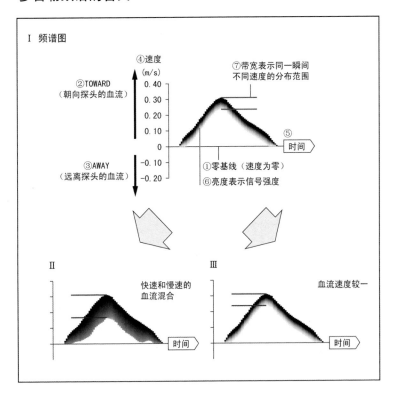

（1）对脉冲多普勒和连续多普勒所探测的血流信息进行实时频率分析，最终以频谱图来表示。上图所示为显示器上频谱所代表的各种含义。

① 中央的线（零基线）表示速度为零。

② 零基线上方的光点表示朝向（TOWARD）探头的血流。

③ 零基线下方的光点表示背离（AWAY）探头的血流。

④ 纵轴为速度（＝多普勒频移），随PRF（脉冲重复频率）而变化（参照第114页）。

> **参　考**
>
> 　　超声诊断仪中通常把频率换算成速度值来表示，但有时也用频率来表示。这时，刻度的最大值为PRF/2，能测量至±PRF/2。

⑤ 横轴表示当前测量的速度分布范围随时间的变化。

⑥ 光点的亮度表示某种速度的信号强度。

⑦ 如果光点分布沿纵轴变宽（宽带状），表示血流的速度范围变大。相反，光点分布沿纵轴变窄（窄带状），表示血流的速度范围较窄、较一致（图Ⅲ）。

（2）脉冲多普勒只分析取样容积内的血流速度（参照第123页），而连续多普勒分析声束上各部位的血流速度，所以通常形成宽带状频谱。

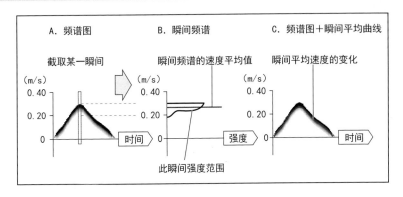

（3）图B所示截取某一瞬间频谱波形，用横轴表示强度。频谱图表示不同的速度随时间的变化。

（4）瞬间频谱中取得速度平均值（频谱平均速度），将其随时间变化的曲线重叠在频谱图上就获得图C。

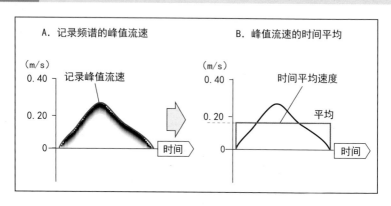

A. 记录频谱的峰值流速

B. 峰值流速的时间平均

（5）频谱图中波形的包络线（峰值流速）表示某一时间段峰值流速随时间的变化（图A）。这一时间段峰值流速的平均值叫作"时间平均速度"（图B）。

（6）通常，平均流速分为两种：

① 瞬间频谱的平均值（频谱平均速度，mean spectral velocity）。

② 峰值流速的时间平均值（时间平均速度，mean temporal velocity）。

> **参 考**
>
> 测量循环系统的心搏出量（stroke volume, SV）、心排血量（cardiac output, CO）等时，使用时间平均速度。测量腹部血管（特别是静脉等无搏动性血流）的血流量时，使用频谱平均速度。但是，由于无法正确记录平均值，多数情况下采用峰值流速乘以系数来推算频谱平均速度。

八、高脉冲重复频率（HPRF）法

HPRF法（high pulse repetition frequency method）

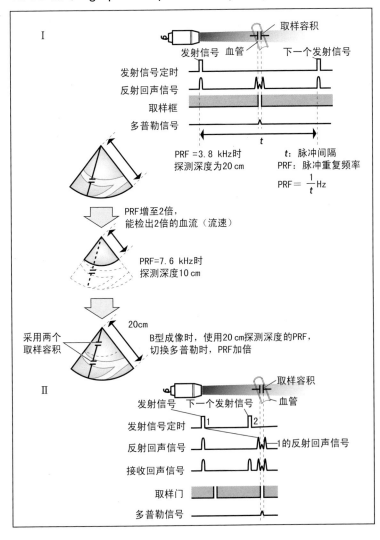

I

取样容积

发射信号 血管 下一个发射信号

发射信号定时

反射回声信号

取样框

多普勒信号

t

PRF=3.8 kHz时 t：脉冲间隔
探测深度为20 cm   PRF：脉冲重复频率

$$PRF = \frac{1}{t} \text{ Hz}$$

PRF增至2倍，
能检出2倍的血流（流速）

PRF=7.6 kHz时
探测深度10 cm

20cm

采用两个
取样容积

B型成像时，使用20 cm探测深度的PRF，
切换多普勒时，PRF加倍

II

取样容积

发射信号 下一个发射信号 血管

发射信号定时 1   2

反射回声信号 1的反射回声信号

接收回声信号

取样门

多普勒信号

（1）多普勒法的最大检测速度由PRF和多普勒检测频率决定，提高PRF可以测量更快的血流，但是会导致探测深度的降低（参照第122页）。

（2）较浅的探测深度，也会有深部组织强烈的反射信号，并且在第二次信号发射后被接收。此种方法就是HPRF（图Ⅰ）。

在HPRF法，多普勒信号在第二次信号发射-接收后接收。

（3）这样会造成相邻发射信号的反射回声混合而无法辨别，但是，只要一个取样容积内没有血流信号，另一个取样容积内的多普勒信号就能辨别（图Ⅱ）。

举例

检测探测深度20 cm的回声，需要时间t

$$t = \frac{20 \text{ cm} \times 2 \text{（往返）}}{1500 \text{ m/s}} \approx 260 \text{ μs}$$

$$\text{PRF} = \frac{1}{260 \text{ μs}} \approx 3.8 \text{ kHz}$$

能检测出±1.9(kHz)的多普勒频移。

• 如果要检测±3.8(kHz)的多普勒频移，需要PRF=7.6(kHz)，但是t变为

$$t = \frac{1}{7.6 \text{ kHz}} \approx 130 \text{ μs}$$

这样会导致探测深度降低50%，为10 cm，所以使用二维B型显像和多普勒时，要切换使用不同的PRF。

九、脉冲多普勒的电路结构

脉冲多普勒的电路结构

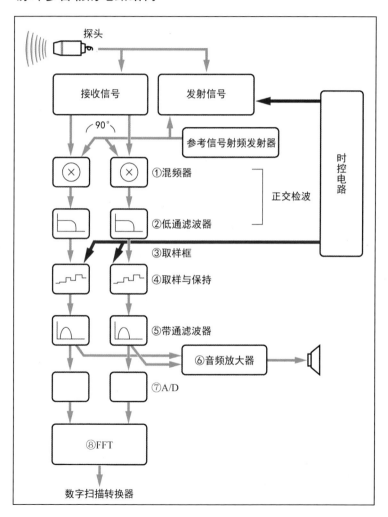

> ①混频器　　　　　⑤带通滤波器
> ②低通滤波器　　　⑥音频放大器
> ③取样框　　　　　⑦A/D
> ④取样与保持　　　⑧FFT

- 上图所示电子扫描式超声诊断仪装有的脉冲多普勒电路的示意图。由上述部分组成，连续多普勒电路除无取样框，其他基本相同。

①混频器，②低通滤波器

- 根据参考频率（检测多普勒频移的基准频率），处理含有多普勒频移的接收信号，通过低通滤波器提取多普勒频移（检波，detection）；此电路有两个通道，参考频率进行90° 相位变化。以上统称正交检波（quadrature phase detection）电路。

③取样框，④取样与保持

- 在短时间内（与取样容积的长度相应），对人体内的一定深度的部位（取样容积所在位置）进行取样、提取信息。

⑤带通滤波器，⑥音频放大器

- 滤掉无用的高频和壁或瓣膜等的低频（杂乱/杂波：clutter）。因多普勒频移的频率在可听范围（可听频率），所以可从扬声器中听到声音。

⑦A/D，⑧FFT

- 信号进行A/D变换后用FFT法（快速傅里叶转换法）进行频率分析，其结果在显示器上显示。

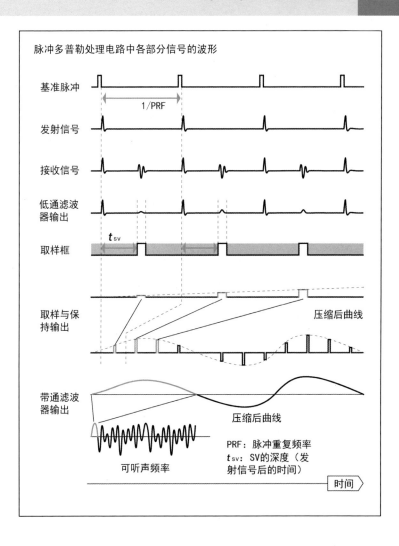

脉冲多普勒处理电路中各部分信号的波形

基准脉冲

1/PRF

发射信号

接收信号

低通滤波器输出

t_{SV}

取样框

取样与保持输出

压缩后曲线

带通滤波器输出

压缩后曲线

可听声频率

PRF：脉冲重复频率
t_{SV}：SV的深度（发射信号后的时间）

时间

参　考

　　为获得信号的频率，需要收集和分析大量的数据。一次取样（一次发射-接收信号）只能取得单个数据。

　　• 频率分析的时间分辨力 $\triangle F$ 为

取样频率　　　　　　　PRF＝6 kHz

发射-接收信号的次数　　$n＝128$

一次发射接收信号的所需时间 $T_W = \dfrac{n}{PRF} = \dfrac{128}{6\ kHz} \approx 21.3\ ms$

时间分辨力 $\triangle F = \dfrac{PRF}{n} = \dfrac{6\ kHz}{128} \approx 47\ Hz$

　　• $T_w = 21\ ms$ 时，设FFT转换所需时间 $T_c = 2(ms)$，每次错开 $T_w/8(ms)$ 进行一次取样时，

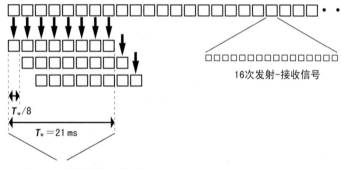

用这128个数据进行一次运算
再错开16个数据后，对下一组128个数据再进行一次运算如此反复

延迟时间 $= \dfrac{T_w}{n} + T_c = \dfrac{21\ ms}{2} + 2\ ms \approx 12.5\ ms$

　　• 上述波形延迟约12.5 ms后才能在显示器上被显示。

十、彩色血流成像（CFM）（彩色多普勒法）

1. 彩色血流成像（color flow mapping，CFM）

（1）彩色血流成像法（彩色多普勒法）与脉冲多普勒、二维成像相同，是由同一振子发射-接收超声脉冲。

（2）脉冲多普勒法表示一个特定部位血流的时间变化；而CFM法是用色彩来表示沿接收信号声束多个部位（深度）的平均速度，并叠加在二维图像上，其特征是可以发现异常血流（反流、动静脉短路等）。

（3）最大检测速度与脉冲多普勒相同，由下列公式求得，PRF越高，越能测出更快的血流，但是提高PRF，反而会降低探测深度。

$$V_{max} = \frac{c \times PRF}{4 \times \cos\theta \times F_0} \qquad PRF=脉冲重复频率$$

（4）腹部检查应用CFM法时，腹部血流（门静脉、静脉等）与心脏的血流速度相比要慢，所以最低检测速度成为要解决的问题。

（5）最低检测速度由下列公式求得。

$$V_{min} = \frac{c \times PRF}{2 \times n \times \cos\theta \times F_0} \qquad \begin{array}{l} n=发射-接收信号次数 \\ （同一方向接收超声信号的 \\ 次数，通常为10次左右） \end{array}$$

（6）CFM法与脉冲多普勒一样，在同一方向多次发射和接收超声信号并进行计算，为进一步获得一个切面的信息，需要改变发射和接收方向，而且要重复进行多次。

（7）同一方向的发射信号次数(数据)越多，计算精确度就越高，就越能检出低速血流，但是实时显示会受到影响。

（8）在90°视角、30帧频速（F/s）的二维图像条件下，切换至CFM，如每一方向进行10次信号发射-接收、CFM的成像范围与二维图像相同，帧频速会减至10/3（F/s）。

（9）所以，通常要缩小CFM的成像范围。如果在上例中把视角变为30°，帧频速可能达到约9（F/s）。

（10）实际设备中设视角90°，通过缩小CFM成像范围或减少其声束密度等，以保证帧频速。

2. CFM法的显示的分类

① 速度显示法（velocity display）
② 速度-离散显示法（velocity-variance display）
③ 能量显示法（power display）

CFM法不同显示方式提供的信息

	速度-离散	速度	能量
血流方向	○	○	○
流速的平均值	○	○	×
多普勒信号强度	×	×	○
血流速度紊乱程度	○	×	×

○：显示， ×：不显示。

CFM法能提供血流方向、流速平均值、多普勒信号强度、血流速度紊乱程度等。不同的信息以不同的显示方式来表示。

3. CFM法应用的颜色

（1）速度显示法（velocity display）。

• 血流方向由红色-TOWARD（朝向探头的血流）、蓝色-AWAY（远离探头的血流）来表示；

• 速度快慢由红色变为黄色（红色系）、蓝色变为蓝绿色（蓝色系）的色彩变化来表示；

• 色彩的亮度恒定不变；

• 主要应用于腹部等缓慢血流的检查。

（2）速度-离散显示法（velocity-variance display）。

• 血流方向由红色-TOWARD、蓝色-AWAY来表示；

- 速度快慢由不同颜色的亮度来表示；
- 速度紊乱（分散）以绿色来表示；
- 能清楚显示瓣膜反流等快速血流，主要应用于循环系统检查。

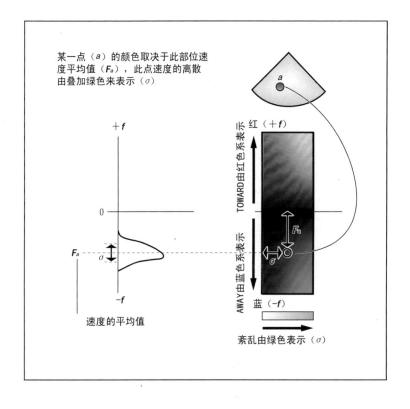

某一点（a）的颜色取决于此部位速度平均值（F_a），此点速度的离散由叠加绿色来表示（σ）

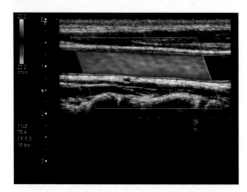

（1）速度显示
血流呈红色，所以血液从右流向左。图像是某一瞬间的静止图像，所以色彩呈斑点状；
在动态图像中根据搏动可以观察速度的变化

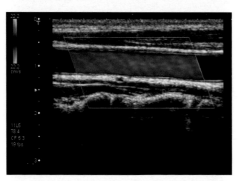

（2）速度-离散显示
为方便理解采用同部位图像，单从图像上虽难以辨别与速度显示法的差别，但左上角的彩标表示出不同；
速度-离散法主要用于较清晰地显示心脏瓣膜反流等异常紊乱血流

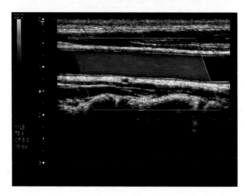

（3）能量显示
有方向性和无方向性两种，左图为后者。颜色饱和度（加入白色）表示信号强度；
因不体现速度，故为均一的色彩

（3）能量显示法（power display）。

• 红色系的色彩（hue）、亮度、饱和度的变化表示多普勒信号强度；

• 红变黄（红色系）-TOWARD、蓝变蓝绿（蓝色系）-AWAY的色彩变化有时用于表示多普勒信号强度和方向；

• 因表示多普勒信号的强度，多普勒角度依赖性所致辉度差将变小；

• 能清楚显示缓慢血流，即能显示细小血管等，因此主要应用于腹部等缓慢血流的检查。

（以上所使用的均为目前通用的颜色及名称等，但不同制造商设定的也略有不同）

※ CFM法的特征是发现扫描成像范围内的异常血流，根据所应用部位的血流速度，选择快速血流方式检查循环系统瓣膜狭窄等部位，选择慢速血流方式检查腹部侧支循环等部位。

十一、能量显示法

1. 能量显示（power display）

（1）又叫作能量多普勒或彩色血管造影。

（2）超声诊断仪具有参照第140页（CFM法不同显示方式提供的信息）所述的功能，根据检查部位不同、使用不同的显示方式。

（3）与用于检查循环系统瓣膜反流等异常快速血流的速度-离散显示法相比，能量显示法主要用于检出是否存在血流。

2. 能量显示的特征

（1）多普勒频移信号通过明亮色彩的点来显示，易于检测血管的存在、观察血管的走向等。

（2）颜色不随多普勒频移改变而改变，所以角度依赖性小，即使与声束几乎成直角的血流也能被显示。

（3）显示数据的平均值，所以噪声也相应增大。

3. 速度显示法和能量显示法

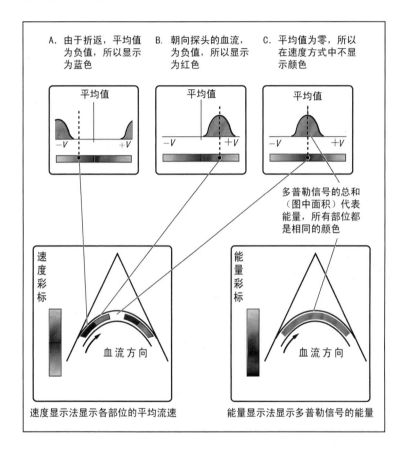

A. 由于折返，平均值为负值，所以显示为蓝色

B. 朝向探头的血流，为负值，所以显示为红色

C. 平均值为零，所以在速度方式中不显示颜色

多普勒信号的总和（图中面积）代表能量，所有部位都是相同的颜色

速度彩标　　血流方向

速度显示法显示各部位的平均流速

能量彩标　　血流方向

能量显示法显示多普勒信号的能量

4. 能量显示法–角度依赖性小

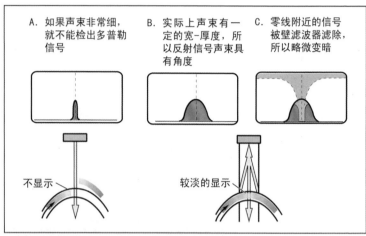

A. 如果声束非常细，就不能检出多普勒信号

B. 实际上声束有一定的宽–厚度，所以反射信号声束具有角度

C. 零线附近的信号被壁滤波器滤除，所以略微变暗

不显示

较淡的显示

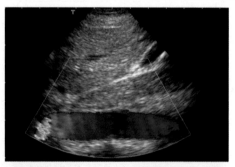

（1）速度显示法
虽然血流方向不变，但是颜色随血流与声束之间的角度变化而改变，而与声束成直角的部分（中央）不显示颜色。左侧端出现折返现象，翻转为蓝色

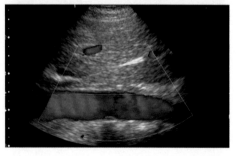

（2）能量显示法
即使血流方向与声束发生角度变化，颜色也不改变；而且与声束成直角的部分（中央）也显示颜色

十二、壁滤波器

壁滤波器（wall filter）

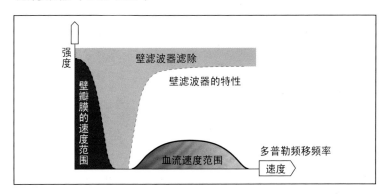

（1）人体内产生多普勒信号的组织有以下特征。

• 血流速度越快，反射回声越微弱。

• 壁、瓣膜等的运动速度较慢，但反射回声较强。

（2）所以，使用对急剧运动变化敏感的、属于高通滤波器种类的壁滤波器，检测有用的血流信息。

（3）壁滤波器常用于飞机雷达中，显示运动快速的飞机，而不显示运动缓慢的云层。它应用了活动目标显示（moving target indication，MIT）滤波技术，选择性显示快速运动的血流，而不显示慢速运动的脏器。

（4）CFM法中，各点的颜色是其平均值，所以如果滤波器的设定不正确，会低估血流速度。

（5）如果滤波器调得过高，慢速血流就会被过滤掉（图Ⅱ）。

（6）如果滤波器调得过低，就会残留源自壁、瓣膜等的反射信号（杂乱信号，clutter），速度平均值就会降低，周围组织的辉度也会消失（图Ⅲ）。

根据壁滤波器的设定，不同的平均值由不同颜色表示

Ⅰ 适当的壁滤波器

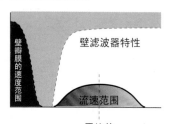

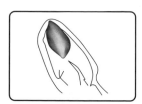

能正确计算平均值

Ⅱ 壁滤波器的过滤频率过高

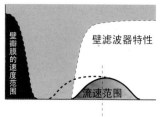

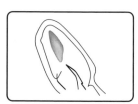

甚至滤掉血流信息

Ⅲ 壁滤波器的过滤频率过低

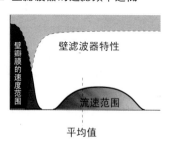

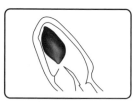

壁等信号残留，平均值明显下降（变暗）

第7章

新技术

7
Chapter

谐波成像

1. 谐波成像（harmonic imaging）

（1）利用人体内频率高于发射的反射信号(谐波，harmonic）的成像技术，即谐波成像。

（2）根据谐波形成原理，其大致分为组织谐波成像和对比谐波成像两种模式。

2. 组织谐波成像（tissue harmonic imaging，THI）

（1）超声在人体传播时逐渐变为非线性传播，并产生谐波，利用此类谐波成像，即为组织谐波成像。

（2）声压越高产生谐波越多。离声束中心越近，声压越高，产生谐波越多；反之，声束周边产生谐波较少。

（3）因谐波是发射频率的整倍数，倍数越大衰减越明显，所以主要采用频率为2倍发射频率的谐波进行成像，2倍谐波又叫作二次谐波。

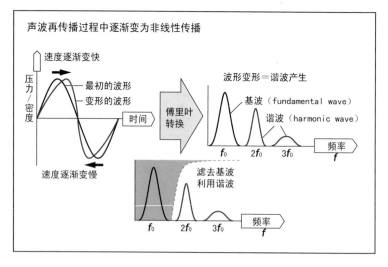

◆ **组织谐波成像的效果**

（1）利用接收信号中的谐波形成图像，就等同于利用声束中心部分形成图像，也就是利用了细窄的声束。

（2）而且，相对于主瓣而言，旁瓣声压低，产生谐波少。因此旁瓣干扰较少。

（3）由于旁瓣干扰少，在循环系统检查中，肋骨伪像减少；腹部检查中，可较清晰显示肠管的管腔。

（4）组织谐波成像可以提高常规检查的图像质量。

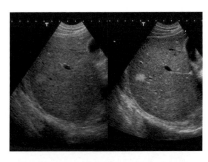

腹部检查的声像图
左：没有使用THI
发射-接收频率5.0 MHz（中心频率）

右：采用THI
发射频率2.5 MHz
接收频率5.0 MHz（中心频率）
形成细密的、对比明显的图像

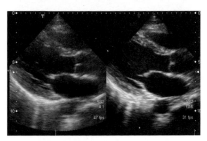

循环系统检查的声像图
左：没有使用THI
发射-接收频率4.1 MHz（中心频率）

右：采用THI
发射频率1.8 MHz
接收频率3.6 MHz（中心频率）

左心室壁旁瓣、右心室云雾状表现减少，改善了室壁的显示

3. 对比谐波成像（contrast harmonic imaging，CHI）

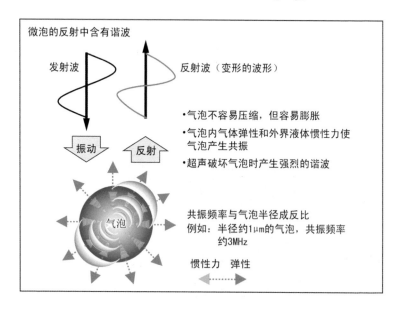

微泡的反射中含有谐波

发射波

反射波（变形的波形）

振动　反射

气泡

- 气泡不容易压缩，但容易膨胀
- 气泡内气体弹性和外界液体惯性力使气泡产生共振
- 超声破坏气泡时产生强烈的谐波

共振频率与气泡半径成反比
例如：半径约1μm的气泡，共振频率约3MHz

惯性力　弹性

参　考

线性与非线性

　　弹簧秤的弹簧拉长与砝码质量成正比，但如果超过弹簧的弹性限度，弹簧拉长的长度与砝码的质量就不存在比例关系。

　　砝码与弹簧之间存在直线关系时，叫作线性特征（胡克定律）。

　　砝码与弹簧之间不存在直线关系时，叫作非线性特征。

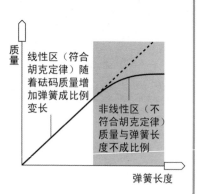

质量

线性区（符合胡克定律）随着砝码质量增加弹簧成比例变长

非线性区（不符合胡克定律）质量与弹簧长度不成比例

弹簧长度

（1）充分利用气泡的反射回声中含有大量谐波的特点。

（2）选择性显示造影剂的谐波，即为造影谐波成像。

（3）因只显示接收信号中的谐波，所以仅显示血流丰富的组织。

◆ **超声造影剂**（ultrasound contrast agent）

（1）如果人体内存在微气泡，微气泡能产生非常强烈的反射回声。超声造影剂含有微气泡，能使反射回声增强。

（2）利用超声造影剂增强信号、提高灵敏度的方法叫作回声对比法（contrast echo method）。

（3）目前，在造影剂内加入生理盐水，用手振荡，使造影剂产生微气泡。

◆ **气泡的反射回声**

（1）即使用正负等振幅的正弦波振动气泡，气泡也不容易压缩，而容易膨胀。

（2）因此，气泡的反射信号变成正负不对称的波形，具有大量的谐波。

（3）而且，超声振动能破坏气泡，气泡破裂时会产生强烈的谐波。

（4）常规超声检查的声压足以破坏某些造影剂的气泡。

第8章

图像处理

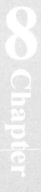

一、数字扫描转换器

数字扫描转换器（digital scan converter，DSC）

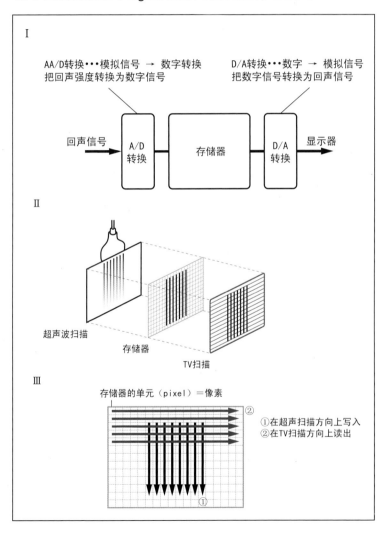

（1）把不同扫描方式（线阵、扇形等）的图像转换成TV信号，能够在一般的显示器上观察。

（2）在扫描方向上把接收信号的强度转变为数字（A/D转换），实时写入存储器。

（3）存储器在TV扫描方向实时读出，转变为信号强度（D/A转换）显示在显示器上。

（4）停止在存储器内存入信号，可对已存入的信号——静止图像多次反复地显示。

（5）通常使用512×512（矩阵）的存储器。

二、A/D转换

A/D转换（analogue/digital conversion）

把连续变化的信号（模拟信号）转换为数字信号。

这时以下两点很重要。

•1 s内转换次数（采样速率）；

•信号强弱分为多少级（量化）。

（1）采样数。

表示1 s内采样、转换原始模拟信号的次数。采样数越多，转换的时间准确度越高。

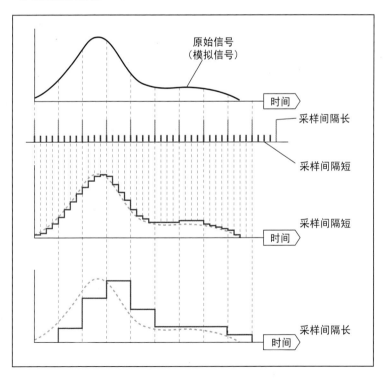

（2）量化。

· 输入信号的分析越细，灰阶显示的准确度越高；

· 超声诊断仪具有64～256级灰阶。

举例

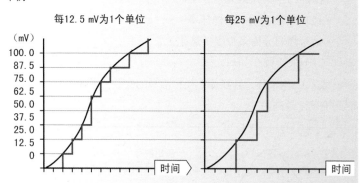

①如果把最大电压为1.6 V的信号分为128级，成为

$$\frac{1.6\ V}{128} = 0.0125\ V = 12.5\ mV$$

就是说，每12.5 mV进行1次取样，其后下一个采样在25.0 mV进行。

②如果把最大电压为1.6 V的信号分为64级，成为

$$\frac{1.6\ V}{64} = 0.025\ V = 25\ mV$$

就是说，每25 mV进行1次采样，在25～50 mV不进行采样。

三、D/A转换

D/A转换（digital/analogue conversion）

（1）把数字信号转换为模拟信号。

（2）从0～127分为128级，最大电压为1.6 V时，每12.5 mV采样1次。

（3）如果把数字信号直接转换为模拟电压，由于电压骤变，曲线波动不平滑，所以需进行处理使模拟电压曲线变得平滑。

举例

- 第一次在12.5 mV采样，每间隔1 ms采样，曲线变为0、2、5、3的形态。
- 这样曲线很不平滑（似方形），所以需处理使其变得平滑柔顺。

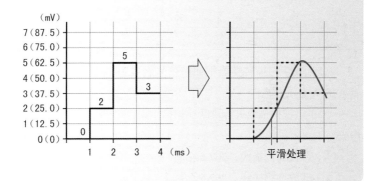

平滑处理

四、TV扫描

TV扫描

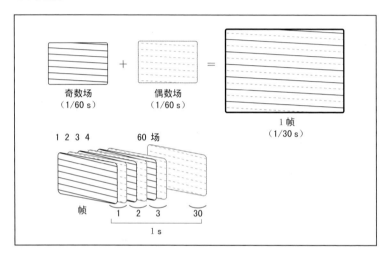

奇数场
（1/60 s）

＋

偶数场
（1/60 s）

＝

1 帧
（1/30 s）

1 2 3 4 　　60 场

帧 　　1 　2 　3 　30

1 s

（1）数字扫描转换器把回声信号转换为TV信号，把超声图像显示在TV显示器上。

（2）电视扫描线进行跳跃式扫描（隔行扫描），2次扫描（场）构成一幅图像（帧）。

奇数场扫描线：262.5条/场

偶数场扫描线：262.5条/场

共计：　525条/帧

（3）1 s的帧数为30帧/s（60场/s）。

参　考

TV模式

以上介绍的是在日本制式——NTSC制式，还有扫描线数不同的PAL制式，主要在中国、欧洲等应用。

五、显示器

1. 显示器

（1）显示超声图像的显示器一般采用TV显示器。

（2）为了满足高清晰度，也使用计算机显示器（图形显示器）。

（3）因计算机显示器的扫描线数目与TV显示器的扫描线不同，所以使用规格不同的信号。

参　考

矩阵尺寸
  640×480（VGA）
  800×600（SVGA）
  1024×768（XGA）

（1）过去的TV显示器扫描线数的极限通常为512×512，但是目前高数字超声诊断仪使用高清晰度的显示器（图形显示器）。 此时也应使用大矩阵的存储器。

（2）矩阵是整个屏幕的大小，包括测量值等的文字和基础信号等超声图像周围的信息，只有少部分用于显示超声图像。

2. 显示器的调整

（1）显示器图像的清晰度，需根据检查室光线等条件而调整。

（2）显示器调整按显示器亮度（brightness）、对比度（contrast）的顺序进行。

- 调整显示器亮度，使图像以外部分略变淡或灰；
- 调整对比度，使图像清晰。

（3）特别是从较暗的地方移到明亮的地方时，如果不调整显示器，可能会漏掉弱回声。为了显示弱回声而提高增益，可能造成（摄影、打印）图像中噪声增多。

六、伽马特征

1. 伽马特征

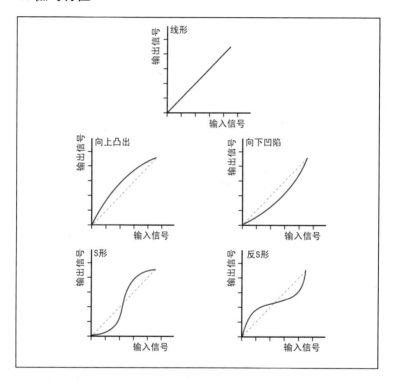

（1）在显示器上显示辉度信号时，即使把信号功率调到2倍，有时对应辉度也达不到2倍。

（2）这种情况发生在电信号和辉度之间不成比例关系（不呈线性关系）。

（3）这种输入、输出特性叫作伽马（γ）特征。

（4）伽马特征有多种，大体分为线性、向上凸出、向下凹陷、S形、反S形等。

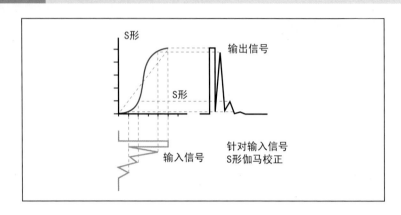

2. 伽马校正

（1）显示器中的辉度具有某种特征时，使对应的信号具有相反的特征，这叫作伽马（γ）校正。

（2）调节图像显示（如为抑制暗的信号、强调亮的信号，使其具有S形特征等）时，常常进行这类处理。

七、视频信号

视频信号

① 黑白视频信号

• 复合视频信号

② 彩色视频信号

• 复合视频信号

• Y/C信号（S信号）

• RGB信号

TV信号规格（NTSC等）决定信号的时间和电压。该TV信号（视频信号）的传输方式也有多种。

复合视频信号 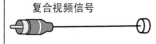	将颜色＋亮度＋同时期所有信号用1条信号线传送时，其带宽窄，图像质量不够理想，但是容易衔接
Y/C信号（S信号） 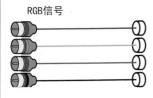	将颜色（C）和亮度（Y）＋同时期信号分解，用2条信号线传送，其带宽宽，图像质量高，也称S视频
RGB信号	将红/蓝/绿/同时期信号分解，用4条信号线传送（把同时期信号与绿色整合，用3条信号线传送，或把同时期信号分为同时期水平HD、同时期垂直VD，用5条信号线传送），将3种基色分别用专用的信号线传送，其图像质量最高

③连接视频信号的设备

　　・磁带录像机（VTR）　　　　・黑白打印机

　　・彩色打印机　　　　　　　　・观察用外接TV显示器

　　・照相机　　　　　　　　　　・黑白摄像机

　　（多格式照相机）

　　・彩色摄像机

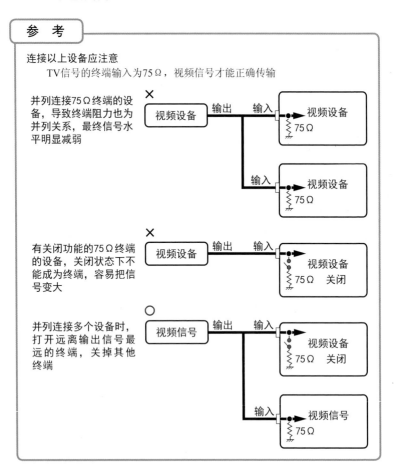

参　考

连接以上设备应注意

　　TV信号的终端输入为75Ω，视频信号才能正确传输

并列连接75Ω终端的设备，导致终端阻力也为并列关系，最终信号水平明显减弱

有关闭功能的75Ω终端的设备，关闭状态下不能成为终端，容易把信号变大

并列连接多个设备时，打开远离输出信号最远的终端，关掉其他终端

视频设备　输出　输入　视频设备　75Ω

输入　视频设备　75Ω

视频设备　输出　输入　视频设备　75Ω　关闭

视频信号　输出　输入　视频设备　75Ω　关闭

输入　视频信号　75Ω

第9章

测量原理

9
Chapter

一、B型模式测量

B型模式测量

（1）B型图像的放大率决定存储器每1像素（pixel）的距离。

举例

B型图像的最小测量单位

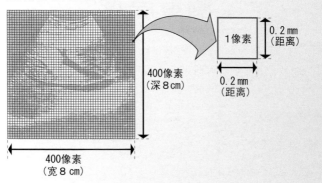

400×400像素的存储器，显示深度8 cm的图像时，

$$\frac{80 \text{ mm}}{400 \text{ 像素}} = 0.2 \text{ mm/像素}$$

每1像素的距离为0.2 mm。

上例说明，8 cm的距离用400个点（像素）表示，每1像素的距离为0.2 mm。

（2）纵轴方向的距离只能把1像素作为最小单位测量值，所以上例把0.2 mm当作最小单位来测量。

（3）把测量光标移至需要测量的位置，能求得两个光标之间的声程（acoustic distance）。

距离＝每1像素的声程 ×像素数

举例

每1个像素的声程为0.2 mm时，10个像素是

0.2 mm/像素× 10像素＝ 2 mm

（4）靶器官在图中显示的大小与存储器的大小、存储器的像素数量有关。声程是像素在人体内的实际大小（距离）。

（5）横轴方向与纵轴方向相同。

（6）根据毕达哥拉斯定律（勾股弦定律），斜线方向如下图所示求出。

$$c= \sqrt{a^2+ b^2}$$

举例

每1像素的声程约0.5mm时，斜线方向的长度L是

$$L= \sqrt{3^2+9^2}×0.5= \sqrt{90}×0.5≈4.7$$
$$= 4.7（mm）$$

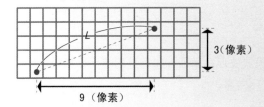

9（像素）

3（像素）

二、M型模式测量

M型模式测量

（1）M型模式与B型模式不同，横轴表示时间。在纵轴，图像放大率决定存储器每1像素的距离，在横轴，M图像扫描速度决定每1像素的时间。

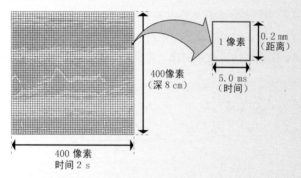

M型图像的最小测量单位

400×400（像素）的存储器能显示2 s间、深8 cm的图像时，

- 每1（像素）的距离（纵轴），$\dfrac{80 \text{ mm}}{400 \text{ 像素}} = 0.2 \text{ mm}$

- 每1（像素）的时间（横轴），$\dfrac{2 \text{ s}}{400 \text{ 像素}} = \dfrac{2 \times 1\,000 \text{ ms}}{400 \text{ 像素}}$

$$= 5.0 \text{ ms}$$

（2）M型模式波形在横轴方向行进的速度称扫描速度。上例中，扫描速度是2 s/屏幕。

（3）纵轴（深度）方向测量与B型显像相同，只能用最小1像素来测量，所以上例以0.2 mm为一个单位来进行测量。

（4）横轴方向测量时间。

（5）在横轴方向，不能用最小1像素来测量，所以上例以5.0 ms作为一个单位进行测量。

（6）斜线方向测量速度。

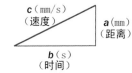

举例

下例测量速度。

纵轴方向0.5 mm/像素，横轴方向10 ms/像素，此时速度V为

$$V = \frac{3 \times 0.5 \text{ mm/像素}}{10 \times 10 \text{ ms/像素}} = \frac{1.5 \text{ mm/像素}}{0.1 \text{ s/像素}}$$

$$= 15 \text{ mm/s} = 1.5 \text{ cm/s}$$

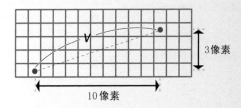

三、多普勒模式测量

多普勒模式测量

举例

多普勒法频谱图测量

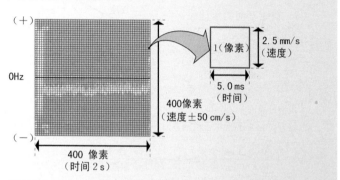

400×400（像素）的存储器显示2秒间±50 cm/s 脉冲多普勒图像时，

- 每1（像素）的速度（纵轴）

$$\frac{100\,cm/s}{400\,像素} = \frac{1\,000\,mm/s}{400\,像素}$$
$$= 2.5\,mm/s$$

- 每1像素的时间（横轴）

$$\frac{2\,s}{400\,像素} = \frac{2 \times 1\,000\,ms}{400\,像素}$$
$$= 5.0\,ms$$

（1）频谱图（参照第129页）横轴表示时间，纵轴表示速度（血流速度等）。 横轴与M型模式相同，扫描速度决定每1像素的时间，但纵轴随探头频率、脉冲重复频率而变化。

（2）横轴方向测量时间。

（3）纵轴方向测量速度。通常，零基线上方为「＋」的速度，下方为「－」的速度。

（4）斜线方向测量加速度。

四、直方图测量

直方图测量（histogram）

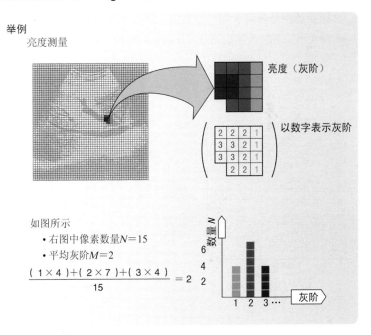

举例
亮度测量

亮度（灰阶）

以数字表示灰阶

2	2	2	1
3	3	2	1
3	3	2	1
	2	2	1

如图所示
- 右图中像素数量 $N=15$
- 平均灰阶 $M=2$

$$\frac{(1\times4)+(2\times7)+(3\times4)}{15}=2$$

（1）B型图像的每1个像素具有亮度（灰阶）。

（2）普通超声诊断仪，1像素有 64～256 的灰阶。

（3）直方图是用图标表示感兴趣区域（region of interest，ROI）的像素数、像素灰阶水平、平均值、如何分布等。

（4）直方图是在图像诊断中对图像亮度、大小等进行定量化的一种方法，但是应用在超声诊断时应注意以下方面。

- 图像亮度随频率、衰减程度、增益、STC调节而变化。

- 即使不改变频率、深度、增益等条件，患者腹壁状态、探头位置等也会影响图像亮度。

五、测量的精确性

测量的精确性

即使超声分辨力（侧向分辨力、轴向分辨力）非常高，根据不同图像大小，有时也不能充分发挥测量的精确性。

举例
图像的大小不同，最小测量单位也不同

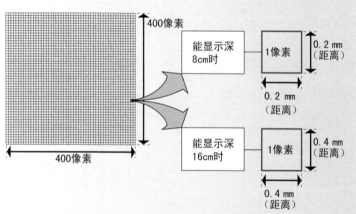

对于400×400（像素）的存储器，

① 图像先显示深8 cm时，

每1像素的距离为 $\dfrac{80\ mm}{400\ 像素} = 0.2\ mm$

② 图像显示深16 cm时，

每1像素的距离为 $\dfrac{160\ mm}{400\ 像素} = 0.4\ mm$

②的条件下，即使空间分辨力为0.2 mm，显示深16 cm的图像时，存储器内没有如此精细的信号，也只能以0.4 mm的最小单位来进行测量。

六、面积和周长的测量

面积和周长的测量

- 被围绕的像素数乘以声程就能求出面积。

举例

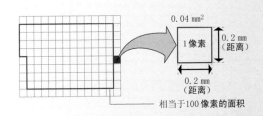

0.04 mm²

1像素

0.2 mm（距离）

0.2 mm（距离）

相当于100像素的面积

　　每1像素的距离为0.2 mm/像素时，面积为0.04 mm²/像素，相当于100像素的面积，为0.04 mm²/像素×100像素＝4 mm²。

- 周长与距离相同，把所有的距离相加就能得出周长。

举例

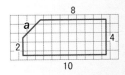

$a = \sqrt{2^2 + 2^2}$
$= 2\sqrt{2}$

　　每1像素的声程为0.5 mm时，周长L为

$L = (8 + 4 + 10 + 2 + a) \times 0.5$ mm

$= 12 + \sqrt{2}$ mm

≈ 13.4 mm

七、类似椭圆形周长的测量

类似椭圆形周长的测量

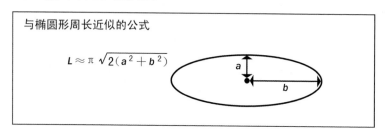

（1）人体内需要测量周长的部位大部分是圆形或椭圆形，形态不规则者少见。

（2）所以使用比轨迹法容易的"类似椭圆形法"。类似椭圆形法的公式如下：

$$L \approx \pi \sqrt{2(a^2 + b^2)}$$

（3）此公式是近似测量，如果椭圆形的扁平程度增大，误差就会变大。

八、体积测量

体积测量

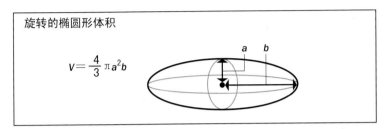

旋转的椭圆形体积

$$V = \frac{4}{3} \pi a^2 b$$

（1）虽然B型图像是断层图像，有时也需测量组织的体积，这时可计算两个不同方向的图像，求出体积。

（2）上图所示旋转椭圆形的体积测量。此方法是借测量a、b两处的长度，就能求出其体积的方法。

（3）但实际上，测量对象的形状并不是像上图所示的那么规则，所以测值会出现误差。

（4）有时在a或b的测量上出现误差，特别是a的测量值再进行平方时，对体积值影响较大，这时需要特别注意。

参　考

半径测量比较困难，所以一般仪器测量直径，并应用下列公式

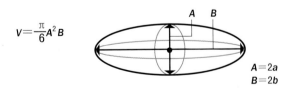

$$V = \frac{\pi}{6} A^2 B$$

$A = 2a$
$B = 2b$

第10章

图像存储设备

10

Chapter

一、图像存储设备的组成

图像存储设备由以下部分组成。

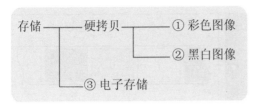

左图所示为声像图保存形式

（1）彩色图像硬拷贝。

　　①主要使用热转写式彩色打印机。

　　②有时使用胶片保存（彩色照相机）图像。

（2）黑白图像硬拷贝。

　　①主要使用热敏打印机。

　　②也有采用照相底片（负片）。

（3）电子存储。

　　①静态图像的保存使用模拟磁盘，最近主要为数字化存储。

　　②数字化存储可使用普通电脑等多种保存方法。

　　③有IC存储、磁光盘、CD、DVD等。

　　④动态图像的储存主要使用VTR，但是除了直接把视频信号记录成模拟信号的方法之外，还有数字化的VTR。

　　⑤上面提到的数字化记录也能保存动态图像。

二、彩色打印机

彩色打印机

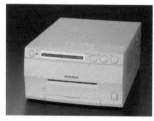

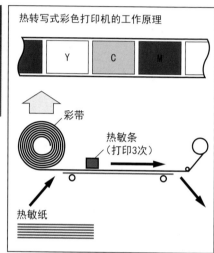

（1）通过并行排列微细发热元件（6～12元件/mm）的热敏条，使用Y（黄）·C（蓝）·M（红）三种彩带的热敏纸，打印彩色图像。

（2）若不使用显示器或者镜头直接把视频信号转为数字化，原则上不会产生图像变形。

（3）打印时间为70～90 s，打印过程中不能同时对下一个图像进行打印，但是由于打印机内部装有图像存储器，被储存的图像能按顺序打印。该功能已被普遍使用。

（4）热敏纸的质量，决定打印图像的好坏。

（5）彩带和热敏纸常相匹配组合出售。

（6）打印的大小是普通胶片的大小。

三、热敏打印机

1. 热敏打印机

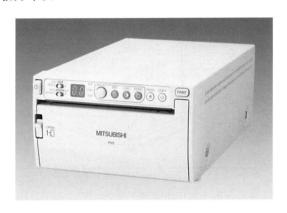

　　（1）通过并行排列微细发热元件（6~12元件/mm）的热敏条，在热敏纸上打印图像，因消耗成本低，成为超声图像保存中最常用的方式。

　　（2）没有使用显示器或镜头，直接把视频信号转为数字信号，所以原则上不会出现图像失真。

　　（3）打印时间短（4~8s），能立即完成图像记录。

　　（4）目前热敏纸和热敏条的性能正在提高，但是打印的灰阶图像和保存不如热转写式方法。

　　（5）打印图片的大小除普通胶片的大小外，还有A6纸张（明信片）大小的规格。

2. 热敏纸

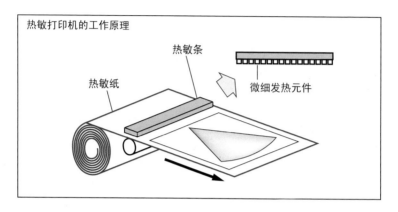

热敏打印机的工作原理

热敏条

热敏纸

微细发热元件

（1）热敏条发热才能在热敏纸上形成图像。如果打印前后或者热敏纸保存过程中受热就会变色，则应注意热敏纸的保存温度。

（2）玻璃纸、塑料袋中含有的可塑剂，或记号笔内溶剂成分都会造成热敏纸褪色和不均匀记录等。还有粘贴衬纸时，不要用含有有机溶剂的粘贴剂与热敏纸相接触，应使用胶水，以防热敏纸变色。

四、数字化保存

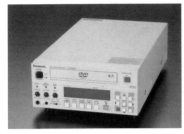

DVD刻录机

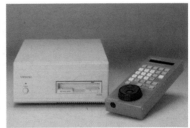

磁光盘刻录机

1. DVD刻录机

（1）DVD刻录机是把视频信号（符合视频信号、Y/C信号、RGB信号）转换为数字信号，并可保存、回放图像的设备。

（2）把数字信号保存在DVD中的过程中能压缩图像。

（3）因输出信号是视频信号，除了能在TV显示器上显示图像外，还可以打印图像。

（4）数字化保存中使用JPEG等的压缩格式。即使压缩成1/10，对图像的影响也不大。

2. 磁光盘刻录机

（1）磁光盘刻录机与DVD机相同，是既可把视频信号转换为数字信号，又可用以保存、回放图像的设备。

（2）把数字信号保存在3.5in（1in=2.54cm）的磁光盘中。

（3）除上述的外接设备外，现在不但可将图像保存在超声诊断仪中，还可将储存的数字图像信号回放。

3. 磁带录像机（VTR）

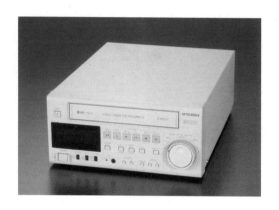

（1）保存视频信号（符合视频信号、Y/C信号），并可回放动态图像。

（2）录像带把视频信号保存为模拟信号。保存动态图像使用最多的方法是VTR。

（3）多使用专业用VTR，其可靠性、使用周期、供应保障、医疗安全性均较好。

（4）根据录像带的长短不同，可以录制的时间为30～120 min。

（5）超声诊断仪的剪贴板也能记录、回放图像。

（6）因为使用了录像带，所以只能连续放映。部分仪器有VISS(索引搜索)的功能。

（7）因为输出信号是视频信号，虽可以进行打印，但是，把动态图像变为静态图像打印时，每一帧之间的移动会造成图像模糊。

第11章

使用安全

11

Chapter

一、电气安全

电气安全

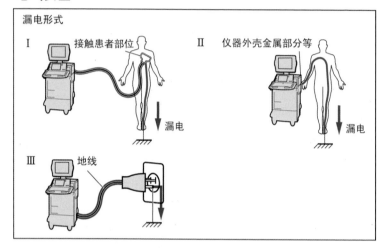

漏电形式

Ⅰ 接触患者部位 　漏电

Ⅱ 仪器外壳金属部分等 　漏电

Ⅲ 地线

（1）漏电形式。

　　使用商用电源时仪器的漏电形式如下。

　　•通过患者漏电（图Ⅰ）

　　接触患者→接地电流

　　•机壳漏电（图Ⅱ）

　　机壳→接地电流

　　•接地漏电（图Ⅲ）

　　通过地线的电流

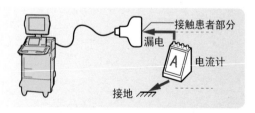

举例
　　通过患者漏电的
　　电流测量

接触患者部分

漏电

电流计

接地

（2）仪器型号。

根据应用部位ME仪器分类如下。

• 应用于体表的仪器

输入部恒定型：B型

输入部可变型：BF型

• 应用于心脏的仪器

输入部可变型：CF型

不同型号仪器允许的漏电值　　　　　　（单位：mA）

B型　BF型	正常时	发生故障时
接地漏电	0.5	1.0
机壳漏电	0.1	0.5
通过患者漏电	0.1	0.5
CF型	正常时	发生故障时
接地漏电	0.5	1.0
机壳漏电	0.1	0.5
通过患者漏电	0.01	0.05

参　考

电流通过人体时
（1）0.1 mA：电流直接通过心脏就引起心室颤动。
　　　轻微休克
（2）1 mA：能感觉到的界限值。
　　　感觉到电流
（3）5 mA：能耐受的最大电流。
（4）10 mA：持续性肌肉收缩。
　　　Let-Go电流
（5）50 mA：疼痛、晕厥、心脏及呼吸系统兴奋。
（6）100 mA：出现心室颤动。
　　　严重休克

二、超声安全性（超声生物效应）

1. 声强（sound intensity）

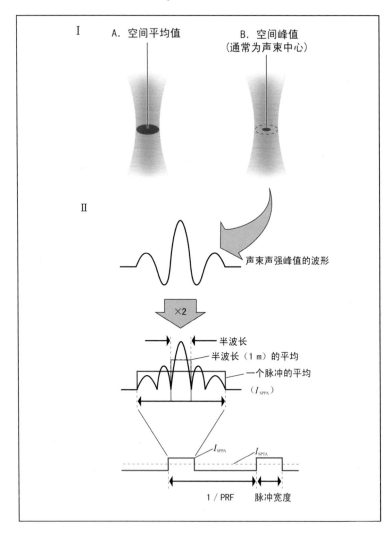

（1）声强是声束在单位时间内通过单位面积的超声能量，单位为 W/m^2 或 W/cm^2。

（2）声强的表述方式如下。

• I_{SATA}(spatial-average temporal average intensity)
在声束横截面上进行空间平均声强的时间平均值。

• I_{SPTA}(spatial-peak temporal average intensity)
声场中或者是指定范围中最大声强的时间平均值。

• I_{SATP}(spatial-average temporal peak intensity)
在声束横截面上进行平均声强的时间峰值。

• I_{SPTP}(spatial-peak temporal peak intensity)
声场中或者是指定范围中最大声强的时间峰值。

• I_m(maximum intensity)
声场中最大声强的脉冲内，最大声强半波长的平均值。

• I_{SPPA}(spatial-peak pulse average intensity)
声场中一个脉冲最大声强平均值。

SA=spatial average 空间平均值（参照图ⅠA）

SP=spatial peak   空间峰值（参照图ⅠB）

TA=temporal average 时间平均值

TP= temporal peak   时间峰值

举例

I_{SPTA} 随脉冲重复频率而变化。只显示 B 型图像（图 I ）和分时扫描同时显示 B 型图像和 M 型图像（图 II ）时比较，图 I 中超声波照射 P 点的时间为1次/帧，图 II 是每4个扫描线照射1次，这样，图 II 情况的 I_{SPTA} 值高。

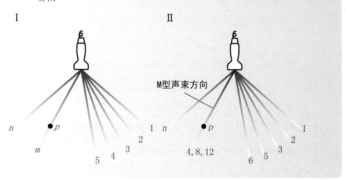

I   II

M型声束方向

2. 声能

声能的测量有以下方法。

* 量热法（calorimetric method）
  把超声波变为热量进行计算的方法。
* 天平法（microbalance method）
  利用天平测量声波的放射压。
* 水下测声器法（hydrophone method）
  利用水下测声器（微小接收信号的振子）计算的方法。

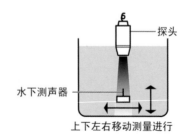

探头

水下测声器

上下左右移动测量进行

参 考

（1）1977年美国医用超声学会（AIUM）发表"到目前为止，SPTA低于100 mW/cm² 的超声对哺乳动物组织无明显生物效应"的报道。

（2）1984年日本医学超声学会提出"不引起生物效应的最小SPTA为240 mW/cm²"。

（3）1989年5月日本医学超声学会制定了电子式线阵扫描超声诊断仪的JIS，规定SPTA应低于10 mW/cm²。

（4）根据美国食品药品管理局（FDA）发布的规定值（TRACK 1）：仪器的声强值应在下表规定值范围内。

部位	I_{SPPA} /（mW/cm²）	MI
胎儿以及其他部位※	94	1.9
心脏	430	1.9
末梢血管	720	1.9
眼部	17	0.23

※其他部位：腹部、术中、儿童、小器官（乳腺、甲状腺、睾丸）、新生儿脑部、成年人脑部。

（5）后来，根据FDA的规定值（TRACK3），仪器的声强不受检查部位的限制，能进行调整（仪器输出的声强低，使用者在检查过程中可以调整）。

MI、TI在显示器上显示，使用者在遵守ALARA原则下进行调整。

部位	I_{SPTA} /（mW/cm²）	MI
全身	720	1.9
眼部	50	0.23

3. 机械指数(mechanical index，ML)和温度指数（thermal index，TI）

（1）MI是超声在体内产生机械作用的指数。

（2）体液内的气体在超声的压力下变成气泡，当气泡破裂时会同时产生强大的压力，这种压力对人体产生不良影响——空化效应（cavitation），MI表示空化程度。

（3）MI值等于负的峰值声压除以中心频率的平方根。

（4）TI是超声波在体内产生热效应的指数。

（5）组织由于超声波的吸收衰减温度逐渐升高，假设升高1℃的声强为1，用其比率表示声强的就是TI。

4. ALARA（as low as reasonably achievable）原则

（1）考虑超声对人体的影响，检查原则是：充分检查的同时，使用最小的超声声强，尽量缩短检查时间。

（2）MI、TI的安全使用范围均在1.0以下。

三、探头的消毒和灭菌

1. 灭菌、消毒顺序

（1）用流水冲洗探头上的血迹等污物。

（2）注意检察探头的送气和送水通道、穿刺孔是否清理干净。

（3）腔内探头、经食管探头的送气和送水通道应及时清理，防止滞留黏液等液体。

（4）浸泡在消毒液内或者进行气体灭菌。

（5）用水冲洗探头上的消毒液，进行气体灭菌后应使残余气体挥发掉。

（6）擦拭探头上的水分，待干后再保存。

2. 灭菌、消毒的注意事项

（1）注意不能在连接器等金属部分溅上消毒液、水等。

（2）应使用专用消毒液。特别注意不能浸泡金属连接面。

（3）注意浸泡时间不能超过规定。否则，消毒液将会渗入探头内部造成探头功能受损和材料变形。

（4）消毒液的稀释、使用方法和效果等，可参阅其使用说明书。

（5）消毒、灭菌的温度不能超过规定的范围。温度太高会使探头功能受损和材料变形。

（6）特别是进行气体灭菌时，为了彻底灭菌有可能要调整压力，但压力也不应超过规定范围。

（7）不同的探头应分别使用或液体、或气体等不同的消毒、灭菌方法。使用前应先阅读产品说明书。

3. 常使用的液体、气体消毒剂

（1）洗涤消毒液。

- 医用乙醇
- 消毒肥皂
- 戊二醛
- 邻苯二甲醛
- 碘酒

（2）气体。

- 甲醛
- 环氧乙烷

（3）等离子过氧化氢。

- 低温等离子灭菌器

（4）上述消毒剂只是消毒剂中的一部分，而且不是某种消毒剂对任何探头都可任意使用的。在实际工作中应参照探头使用说明书的要求来进行消毒、灭菌。

4. 对不能使用液体、气体消毒剂探头的处理方法

（1）有的探头既不能用消毒液浸泡也不能用蒸汽灭菌，在使用这些探头前可先用乙醇擦拭再外罩灭菌橡胶套袋备用。

（2）连续使用的探头，若没有时间充分消毒时，也可使用在探头上套灭菌橡胶袋的方法。

四、仪器的检查和维修

1. 使用环境的注意事项

（1）使用仪器与环境有着密切的关系。应避免在以下环境中使用。

环境恶劣的情况：

- 高温、潮湿环境：可腐蚀仪器，出现仪器故障；
- 强电磁场的附近：图像会失真；
- 在产生高频信号的设备附近：出现噪声干扰；
- 电源电压不稳定时：超过规定电压仪器可能出现功能异常；
- 空气中有易燃性气体：可能引起火灾；
- 空气中有氯化、腐蚀性气体：发生仪器腐蚀。

（2）仪器的电源线插头应使用墙面有地线的3孔插座。

错误操作：

- 若墙面只有2孔插座，就勉强地使用这种2孔插座而不接地线；
- 仪器位置离墙面插座甚远时，就勉强地使用没有地线的插销板。

（3）确认墙面插座的电源容量。普通墙面插座的最大容量一般为1.5 kVA，同时连接多台仪器时应计算总容量，总容量不应超过墙面插座的设定容量。

错误操作：

- 墙面只有一处插座时却勉强地连接两台仪器。

（4）墙面的插座也应该设定连接地线（接地保护线）。

错误操作：

- 在没有地线设定情况下，就轻易地不用地线，或将设备上的地线（接地保护线）挽放在仪器后面方便使用设备；
- 因墙上的插座没有设定地线，就把设备上的地线直接连接到墙面的暖气或燃气等金属管道上。

2. 仪器使用前的检查

（1）要确认仪器的电源线是否正确地连接到墙面的附有地线的3孔插座上。

（2）确认探头连接是否正确，探头线有没有缠绕打结。探头电缆缠绕可能会使探头跌落。

（3）认真确认探头前端的透镜面是否有裂缝，探头电缆的保护套是否有破损。

（4）正确连接ECG连接线、心音扩音器。整理连接线以防缠绕。

（5）显示器的表面因静电作用容易积落灰尘，应经常保持清洁。灰尘会使图像模糊不清，不易观察。

（6）准备热敏纸、存储介质、耦合剂等消耗品。有时还应准备灭菌的橡胶套袋。

3. 仪器使用后的整理

（1）必须擦拭探头上的耦合剂。耦合剂中的水分对探头不利。

（2）认真确认探头前端的透镜面是否有裂缝，探头电缆的保护套是否有破损。如发现异常，应立即停止使用并与制造商联系。

（3）清洁操作台，特别是擦拭耦合剂等。

（4）整理ECG连接线、心音扩音器等。如果缠绕在一起，这些部件在移动仪器时可能发生掉落、断线等。

4. 测试模块

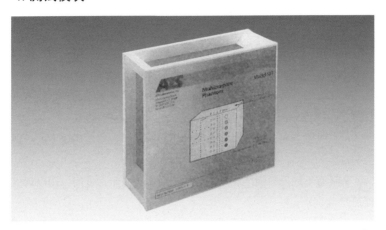

测试模块的内部结构

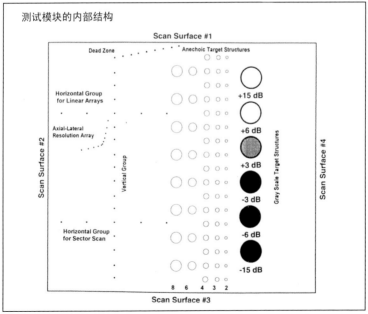

美国ATS公司制作的测试模块（Generex公司提供）

（1）市场出售检测超声图像的测试模块。

（2）测试模块是在仿似人体软组织声速、斑点噪声的物质中埋入线靶用以测试各种超声参数的部件。

（3）测试模块可评价下列部分或几个性能。

• 在纵轴方向，通过等间隔分布的线靶观察深度方向的声束类型。

• 在纵轴方向，设置等间隔的无回声区，结合周围的斑点噪声，探测显示图像的深度。

• 在纵轴方向，设置不同大小的无回声区，观察不同深度的辨别能力。

• 具有不同反射强度斑点噪声的物质放入一定深度时，用以观察能否准确识别。

• 在纵轴和横轴方向分布 1～10 mm 不同间隔的线靶，观察不同深度的侧向分辨力和轴向分辨力。

• 检测多普勒的仿体，采用声速和斑点类型与生物软组织相似的材料制作而成，并采用类似血液的液体进行循环流动，使能检测低速流体及了解反流的情况。